コロナ禍に挑む公明党の闘い

2020–2021

公明ブックレット㉞

はじめに

新型コロナウイルス感染症の世界的な大流行という未曽有《みぞう》の危機との闘いが始まって丸2年が経過しました。人々の生命を脅《おびや》かし、暮らしや経済に大きな打撃をもたらしたこのウイルスは、今なお変異と拡大を繰り返しながら猛威を振るい続けています。今年こそコロナ禍《か》を克服し、日本再生への確かな道を切り開いていかなければなりません。

この2年間、公明党はお一人お一人に寄り添う決意で、地方議員と国会議員が連携しながら徹して〝現場の声〟を伺い、それを政府や自治体にぶつけ、対策の強化・拡充を一つ一つ進めてきました。そうした声を集約した政府への提言は70回以上を数え、当初は後手に回っていた日本のコロナ対策を着実に前進させてきました。未知のウイルスを前に、公明党の「ネットワークの力」が大いに生かされたと自負しています。

具体例の一つが、コロナワクチンの確保と無料接種です。公明党は2020年7月、開発が先行する海外からのワクチン調達に予備費を活用することを初めて国会で政府に明言させ、早期確保に道を開きました。接種無料化の法整備を進めるとともに、円滑接種に向け全国で自治体ごとに実情を聞きながら課題解決に奔走。あらゆる現場の知恵を総動員し、1日100万回超の接種という世界トップレベルの接種を実現しました。

日本では8割の国民が2回目のワクチン接種を完了し、先進7カ国（G7）で第1位の接種率を誇ります。現在、オミクロン株による感染〝第6波〟に直面していますが、これまでに築き上げた体制を土台に3回目のワクチン接種を進め、公明党が早期承認につなげた各種治療薬を効果的に活用しながら、一日も早く収束へと導く決意です。

新型コロナウイルスの脅威から国民の命と生活を守るため、公明党はいかに闘い、どのような役割を果たしてきたのか。「大衆とともに」の不滅の立党精神を刻む公明党がコロナ禍に挑んだ2年間の闘いを記録にとどめたのが本書です。これを通し、公明党の真価を、より多くの方々に知っていただければ幸甚です。

折しも今年は、公明党が「大衆とともに」の立党精神を刻んでより60年、そして4月2日には党の闘いの推進力である公明新聞の創刊60年を迎えます。本書の発行は、公明新聞創刊60年の記念事業の一環でもあります。全議員が、コロナ禍という危機の時代こそ公明党の本領発揮の時と決め、いま一度、立党精神を赤々と燃え上がらせながら一丸となって闘い抜くことを、ここにお誓い申し上げます。

２０２２年2月　公明党代表　山口那津男

《目次》

第3章　暮らし・雇用を守る！

〈お断り〉

一、本書は、公明新聞および月刊「公明」に掲載された記事を収録するとともに、一部、書き下ろしで構成されています。

一、公明新聞および月刊「公明」の掲載記事は、見出しに掲載日（号）を記載しました。掲載日（号）の記載がない記事は、書き下ろしです。

一、団体名、所属、肩書き、役職、年齢などは、掲載日（号）当時のものです。

一、編集にあたり、見出しを一部修正しました。本文は年月の表記など、一部、加筆・修正を施しました。図表も加工・修正を施しました。

第1章　2年間の闘いを振り返る

1. てい談

感染症に強い国へ　公明が安心の未来開く

長崎大学学長　河野茂×公明党代表　山口那津男×参院議員　秋野公造

〈月刊「公明」2022年2月号〉

世界で感染拡大が続く新型コロナウイルスとの闘いは3年目に突入した。社会や生活、経済に甚大《じんだい》な影響を及ぼしたコロナ禍《か》に対し、日本政府や自治体、そして政治はどう挑んできたか。2020～21年の2年間を振り返り、政府のコロナ対策や公明党の取り組み、今後の展望について、長崎大学の河野茂学長と公明党の山口那津男代表、秋野公造参院議員が語り合った。

（21年12月23日時点）

コロナ禍で得た教訓

――この2年間はコロナとの闘い一色のような状況でした。

山口那津男代表　こうした事態が起こるとは、おそらく誰も予想していませんでした。古くは結核やスペイン風邪など感染症が広がった歴史はありましたが、近年は一定の備えができ

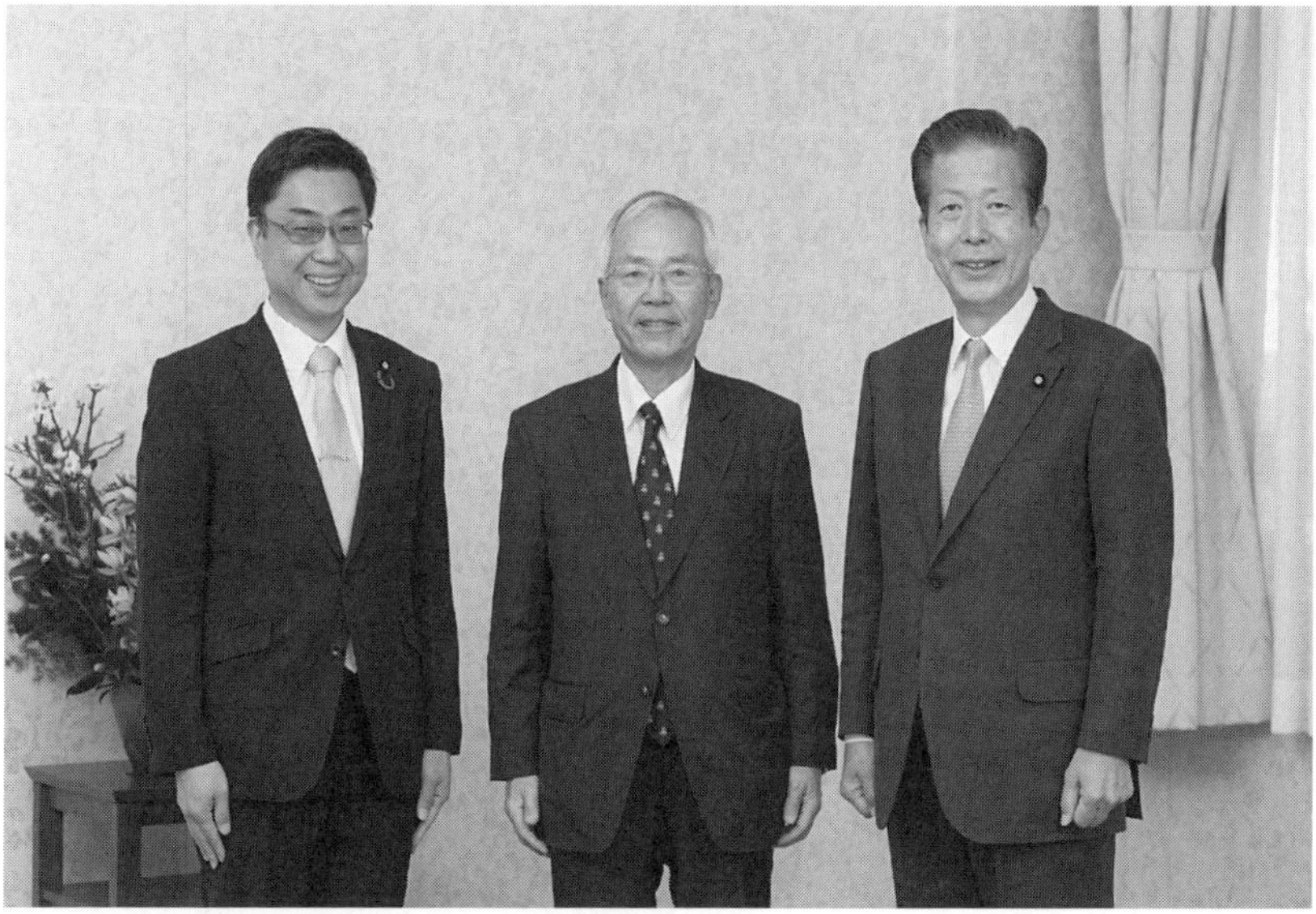

公明党参院議員
秋野公造

長崎大学学長
河野茂

公明党代表
山口那津男

ていると考えられていました。少し前に流行したＳＡＲＳ（重症急性呼吸器症候群）なども日本は大きな被害を免れ、国民や政治の危機感が薄れていたところに新型コロナが発生し、感染が急速に広がってしまいました。

これは日本を含め世界中に広がり、パンデミックとなりました。未知のウイルスに対し、試行錯誤しながらここまで来ましたが、ようやく症状の段階に応じた治療薬が少しずつ使われるようになり、またワクチン接種が大きな効果を発揮して、日本では21年12月時点で、感染者をかなり抑え込んでいる状況になっています。

しかし、世界ではオミクロン株という新たな変異株が拡大しており、日本も〝第6波〟への備えを固めつつ社会経済活動を再開し、新たな日常を構築しようと進んでいるところです。

公明党はこれまで、国民の命と生活を守り、また世界の感染を抑えるための国際貢献も含め

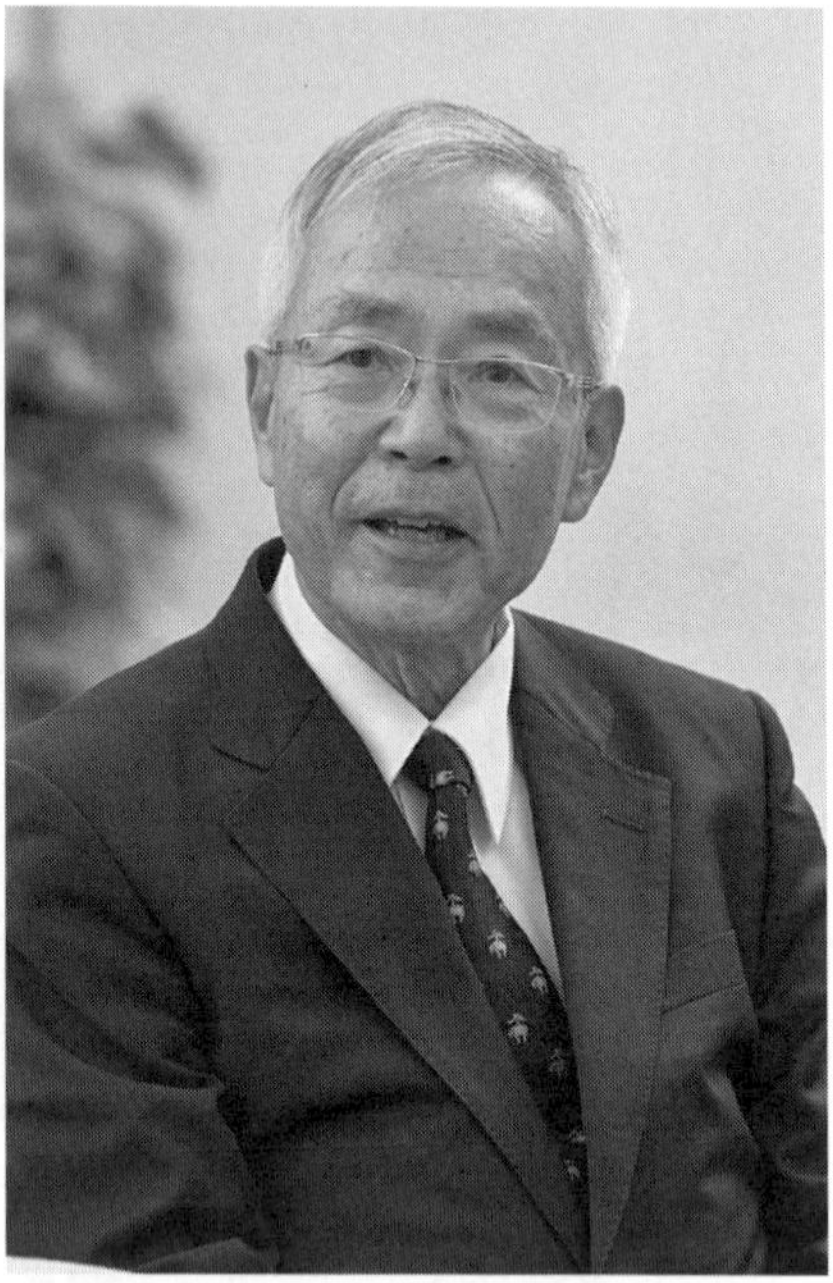

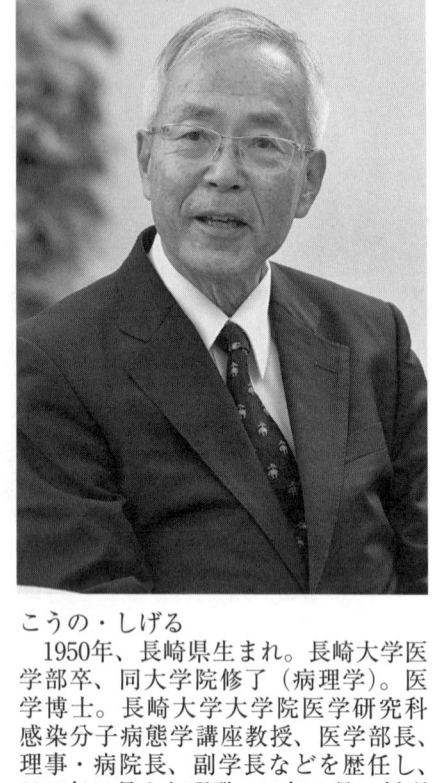

こうの・しげる
1950年、長崎県生まれ。長崎大学医学部卒、同大学院修了（病理学）。医学博士。長崎大学大学院医学研究科感染分子病態学講座教授、医学部長、理事・病院長、副学長などを歴任し、2017年10月より現職。20年４月に新型コロナの集団感染が発生した長崎のクルーズ船対応で陣頭指揮を執り、〝死者ゼロ〟で乗り越えた。

て、コロナ対応に全力で取り組んできました。河野先生が学長を務める長崎大学は特に感染症の分野で確固たる実績があり、わが党のコロナ対策でも長崎大学との連携で多くの具体策を実現できました。

きょうは、これまでの教訓や専門的な知見を交えて、感染症に強い国づくり、そして人類全体の生存を見据えた中長期的な展望などを語り合う機会になればと望んでいます。

秋野公造参院議員　今回の新型コロナは「公衆衛生を向上させれば感染症は減っていく」という先進国の考え方を打ち破り、新興・再興感染症の怖さを見せつけるものでした。従来の経験が役に立つ部分も多いものの、新しい発想が必要な中で恩師の河野学長のご指導、長崎大学の知見をいただきながら、公明党として提案を重ね、政府の対策に反映させてきた2年間でした。

河野茂学長　山口代表が言われたように、今回のようなパンデミックは誰にも想像できなかったと思います。ただ、感染症の専門家は30年ほど前から「地球規模の感染拡大が起こる」と

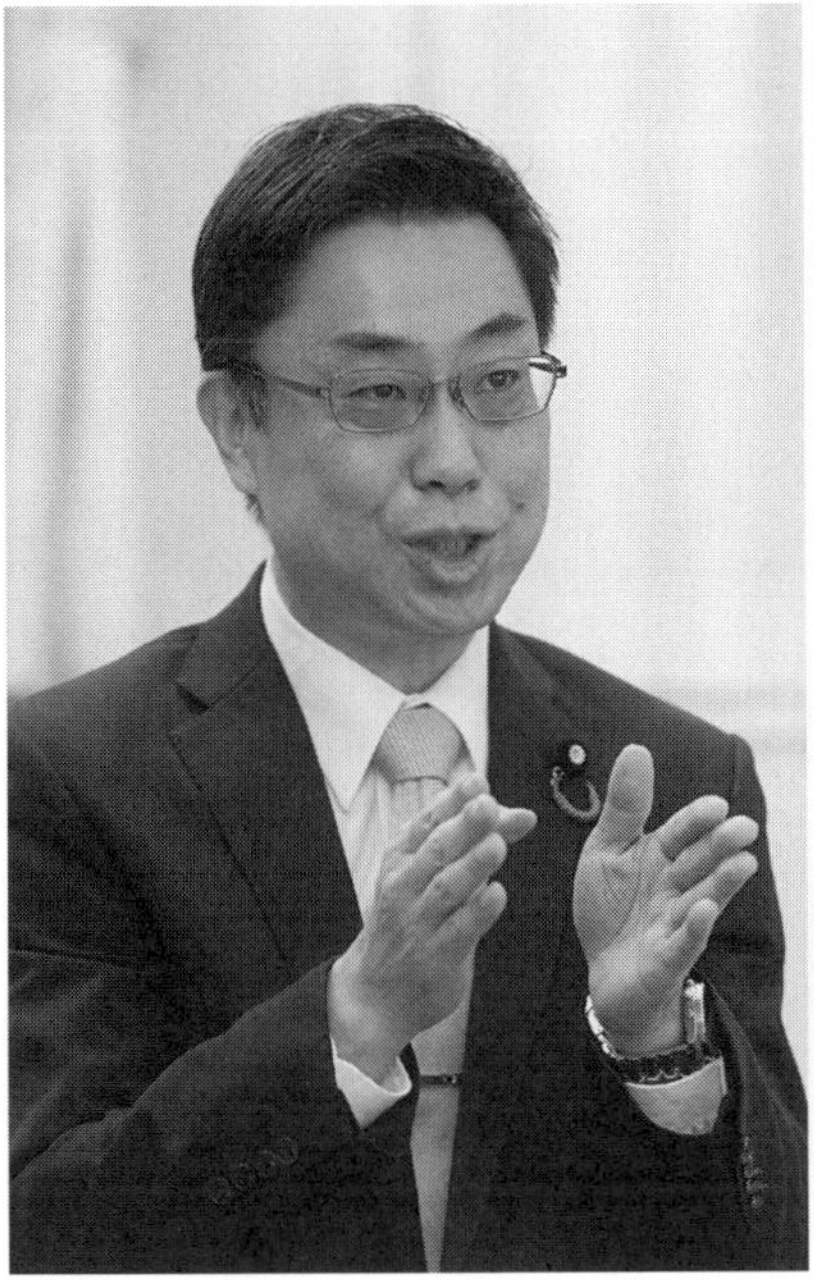

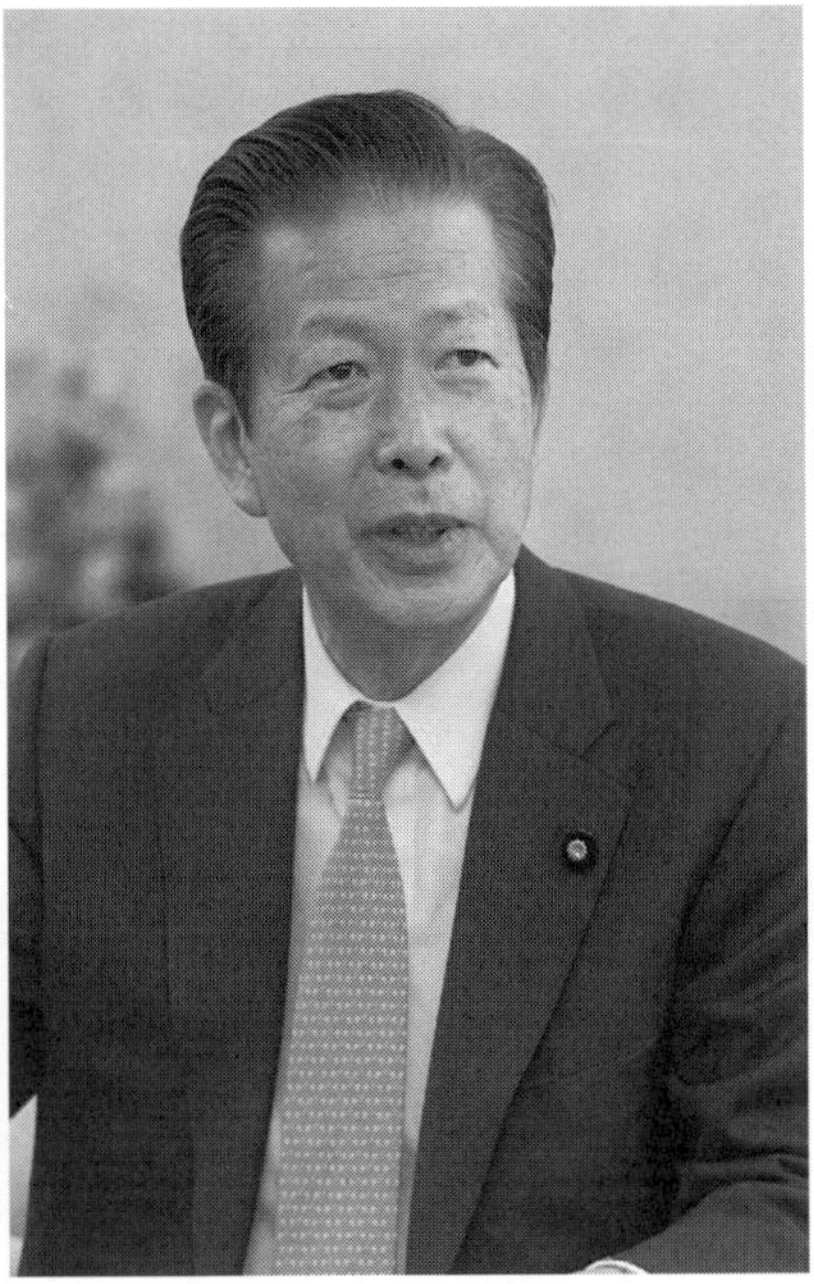

警鐘《けいしょう》を鳴らしていました。その間、新興感染症として、毎年、新しい病原微生物は出てきていたのです。

日本ではＳＡＲＳなどのダメージがなかったため、かえって今回は対応が遅れました。09年の新型インフルエンザの際もかなり警鐘を鳴らしましたが、なかなか生かされませんでした。

今回は１００年に１度と言われる、これだけのパンデミックが日本や世界で起きたわけですから、この経験を教訓に今後のニューノーマル（新常態）をつくっていかなければなりません。

新型コロナは健康だけでなく、人々の暮らしや経済にも大きな影響を与えました。長崎大学は地球全体の健康を考える「プラネタリーヘルス」という理念を掲げていますが、そうした方向に転換していかなければ、人類の将来が少し心配になるなと感じています。

山口　日本では、かつては感染症というより伝染病と呼ばれ、部分的に流行したことがありましたが、高度経済成長とともに生活の衛生的な基盤が整い、国内で広がることも少なくなりました。島国でもあるし、海外から入ってくるものをチェックしておけば大丈夫だと。そうした甘い考え方に陥っていたのだと思います。

しかし、日本人の移動や経済活動はグローバル化が進み、未知の感染症と接触する場面は増えていきます。にもかかわらず国内での警戒感は薄いままで、結果として日本は感染症に非常に脆弱《ぜいじゃく》な国になっていました。そこに新型コロナが発生し、どうすればいいか分からない中で、既存の医療資源を組み合わせながら必死に対応してきたというのが、正直なところだと思います。

河野　長崎大学は今の熱帯医学研究所で、戦後から国内外の結核、さまざまな寄生虫感染症などの研究を進めてきました。日本が経済的に発展し、環境がきれいになっていくと、アフリカを拠点に選んで研究を継続しました。新型コロナへの対応で長崎大学が貢献できているのは、長年、志を持ってコツコツと研究を続けてきたからです。

山口　思い起こすと、私が防衛政務次官を務めていた1993年から94年にかけて、PKOで自衛隊をアフリカのモザンビークに派遣しました。当時は自衛隊に海外の感染症に対する知見がなく、長崎大学の熱帯医学研究所にマラリアやデング熱などの基礎知識を教えてもらい、予防接種をしていただいて、部隊を送り出したのです。長崎大学の伝統と知見は〝国の宝物〟のように思いました。

長崎のクルーズ船集団感染〝死者ゼロ〟の背景

――今回のコロナ対策でも長崎大学の知見が大きく貢献しています。

河野　一つは唾液を使ったＰＣＲ検査です。横浜でダイヤモンド・プリンセス号が大変な騒動になった後の20年4月、長崎でもクルーズ船で新型コロナの集団感染が発生しました。感染者を把握するためにＰＣＲ検査をしましたが、当時は鼻や喉の奥（鼻咽頭）から検体を採取する手法で、これでは採取する職員が飛沫を浴びて感染するリスクがあります。そこで長崎大学では鼻咽頭と唾液の両方を検査し、むしろ唾液の方がウイルス量が多いという知見を得ました。早速、秋野議員に伝えると、すぐに党として動いてくださり、同年6月から唾液によるＰＣＲ検査も認められるようになりました。

クルーズ船対応では、秋野議員のおかげで、肺炎の有無を迅速に診断できる自衛隊の移動ＣＴ車を手配していただいたり、血液中の酸素濃度を測るパルスオキシメーターを乗組員に配ることもでき、1人の死者も出さずに乗り切ることができました。

秋野　学長から唾液と咽頭部液のウイルス量のデータをいただいたので、高木美智代衆院議員（当時）が国会質問で取り上げ、唾液によるＰＣＲ検査を提案しました。パルスオキシメーターも山口代表の提案で活用が決まった直後でしたので、長崎のクルーズ船対応にも利用できました。

移動ＣＴ車については、あの時に使っていただいたからこそ得られた知見もあります。今でこそ中等症のⅠが肺炎で、より症状が重いⅡが血中酸素濃度低下と分かっていますが、その事実は長崎でのクルーズ船対応で明確にされたものです。新型コロナ感染症がどういう経緯で重症化するか分かっていなかった時期に、移動ＣＴ車を使って肺炎を診断し、全ての命を守り抜きました。

河野　もう一つ強調したいのは、行政のガバナンスの重要性です。長崎では県庁の会議に大学や病院の代表、秋野議員ら政治家も参加しており、クルーズ船対応の時には厚生労働省や自衛隊の方にも来ていただきました。活発に議論して方針が出ると全てがその方向で動き出し、非常にガバナンスが効いていたと思います。

秋野　他の都道府県と違い、長崎の場合は学長がしっかり行政の感染症対策に関わっていたおかげで、医師や病院の協力がスムーズに得られ、統率の取れた対応ができたのだと思います。

山口　長崎は鎖国の時代から外国との窓口でした。日本で流行する特別な病気は外国から入ってきますから、長崎は西洋医学を最初に取り入れて診療に当たってきた経緯があります。そうした伝統が受け継がれて、行政も住民も医療の専門家に対する信頼があったのではないでしょうか。長崎のように専門性を現場で生かす対応が、迅速かつ高い効果を挙げるモデルになると感じました。

公明党も専門家の知見を大事にして対策に取り組んできました。最初は何もかも未知の状態で、メディアに出る人の意見も百家争鳴。一般の人は誰の言うことを信頼すればいいのか分からない状態で、不安と混乱が大きくなっていました。そこで公明党が提案したのが専門家会議の設置です。専門家の意見を集約して国民に発信することが安心感を与え、秩序だった対策にもつながると考えたからです。

河野　専門家会議の役割の一つは、疫学《えきがく》的な情報を国民に分かりやすく伝えることです。例えば、「3密」を避けたりマスクや手洗いをするという基本的な対応が周知されたことも、専門家会議が正しい情報を発信したからで、非常に良かったと思います。

　また、感染状況を伝える上でも、何の数字を重視すべきかは状況に応じて変わってきました。初期の段階では感染者の数が大事でしたが、ワクチン接種が進んだ今は、医療の逼迫《ひっぱく》状況を示す病床の利用率がより重要です。国民の協力を得るためには、細かい情報も丁寧に伝えることが欠かせません。

　ただ、医療の現場からすると、感染状況は場所によっても大きく異なるので、中央からの発表が長崎では違和感を覚えることもあります。今後の課題として、地域に応じた情報の出し方も検討していただければと思います。

——日本初のコロナ治療薬となった「レムデシビル」の承認も、学長をはじめとする専門家と秋野議員の連携で実現しました。

秋野　学長から国立感染症研究所のデータをいただいたことがきっかけで20年3月に国会質問し、当時の稲津久・厚生労働副大臣（公明党）から「国際共同治験を進める」との答弁を得ました。これで一気に進展し、同年5月のスピード承認につながりました。

河野　秋野議員から早い時期にレムデシビルのデータがほしいとの要請があり、準備しました。本当に心強い取り組みで感謝しています。

世界の人脈につながった学長との出会い

——河野学長と山口代表との接点は肺炎球菌ワクチンでした。

秋野　2013年のことです。高齢者への肺炎球菌ワクチンの定期接種化などを河野学長が山口代表に要望したことが始まりでした。肺炎球菌ワクチンは、その後、党としても政府に要請を重ね、14年10月に定期接種化されましたが、こうしたワクチンギャップを埋める取り組みが、途上国でのワクチン接種を支援する国際組織「Gavi《ガビ》ワクチンアライアンス」などに注目され、結果として公明党が真っ先にGaviなどからCOVAX《コバックス》ファシリティーへの協力を求められることにつながったのです。ワクチンを巡り、公明党が世界の関係者と人脈をつくりあげるきっかけになったのが、山口代表と河野学長との出会いでした。

河野　公明党の目の付け所が良かったのだと思います。海外製ワクチンを輸入する決断についても、秋野議員の国会質問が決め手となりました。

あの時、海外製ワクチンに舵を切っていなければ、日本にデルタ株が入ってきた時点でワクチン接種が進んでおらず、もっと大変な事態になっていました。デルタ株が欧米よりもワンテンポ遅れて日本に入ってきたことも幸運でしたが、やはり公明党がワクチン・医療分野で非常に熱心に取り組んできたことが、国民にとっても有益な結果につながっていると思います。

山口　日本で全国民レベルにワクチン接種を進めるのは、政治的にも非常に困難が予測されました。子宮頸がんやB型肝炎などで、いろいろな歴史があったからです。すると、日本の製薬メーカーとしても、ワクチンに投資をするのはリスクがあるから、なかなか開発が進まない。優れた研究者は日本から海外に出て行ってしまう。そうした経緯もあり、日本で国産ワクチンを短期間に開発するのは、とても困難だと感じていました。

河野　もともと北里柴三郎先生をはじめ、感染症の黎明期《れいめい》は病原微生物の発見やワクチンの開発でも、日本が世界のトップランナーでした。ところが1980年代頃、いわゆる3種混合ワクチンで副反応が出て、裁判で国の責任となりました。残念ながら、厚生省（当時）はワクチンのリスクを取りたくないという姿勢になり、日本ではワクチンに対して全てネガティブに捉えられるようになりました。病気を予防するというワクチン本来の素晴らしさが、日本では副反応の問題でかき消されてしまったのです。

ワクチンを含む新薬の開発には多額の費用がかかりますし、基礎研究から始めて実用化できるのは3万分の1程度です。その上、国民も懐疑的、政府も後ろ向きで、ワクチン行政の明確なビジョンもない状況が続いてきました。

一方、米国などは国防の観点から、製薬メーカーの基礎研究に多額の研究費を出しています。日本も国民の命を守るために、もう少しワクチン開発を支援していただきたい。また、国民の意識を高めるために、例えば小中高の学校教育で感染症に対する正しい基礎知識をしっかりと教えていくことなども非常に重要ではないでしょうか。

山口　その意味では、今回のことでワクチンに対する認識がガラリと変わったように感じます。コロナを乗り越えるには特効薬を作るか、ワクチンで予防するかしかない。21年度補正予算で国産ワクチンの開発支援に2500億円余りを措置しましたが、海外に比べれば〝すずめの涙〟です。しかし、手を打たなければ対処できない事態も考えられますので、強力に後押ししていきたいと思います。

国を挙げて感染症対策を

――今後の課題は。

秋野　地球温暖化の影響で日本でもデング熱が発生するなど、備えなければならない感染症は増えています。21年11月の経済対策で政府は当初、コロナだけを念頭に予算化する考えでしたが、公明党の提案を受けて感染症全般に視野を広げた施策にすることができました。日本は将来起こり得る感染症の克服も見据えた長期的なビジョンを持つ必要があります。その点で、あらゆる感染症を研究できる国内2カ所目のバイオセーフティレベル（BSL）4施設が長崎大学に完成したことは、非常に重要です。

河野　未知の感染症の危険性は、すぐには分かりません。BSL4施設は外部と完全に隔離された封じ込め構造を持ち、高度かつ安全な研究が可能になるので、今後、日本の感染症研究において極めて重要な拠点となるでしょう。なお、この施設を利用する研究者は、厳密な研修プログラムを予め《あらかじ》パスする必要があります。

ただ、施設が稼働すれば、運営するコストもものすごくかかりますので、「喉元過ぎれば熱さを忘れる」にならないよう、それこそ長期的にサポートを継続していただきたい。

山口　今回のことを教訓に、日本は感染症を含めた疾病《しっぺい》安全保障のような取り組みの基盤を作らなければなりません。ワクチンや治療薬を自国で実用化できる基盤や制度を整えていくことが、これからの課題です。

同時に、グローバル時代には日本だけ守っていても感染症から免れることはできません。また、感染拡大に伴う経済的・社会的打撃も大きく、特に弱いところがより強い打撃を受けるわけです。そう考えると、世界で足並みをそろえて乗り越える取り組みを進めなければなりません。COVAXのような世界的な枠組みをつくり、途上国を支援する。こうした方向があるべき姿だと考えます。

公明党は伝統的に「人間の安全保障」という考え方に立って取り組んできました。私自身もカンボジアやアフガニスタンに行った時、マラリアや結核などの感染症対策の必要性を痛感しましたが、「人間の安全保障」の観点から途上国の支援を進めることと、日本自身の医療的な安全保障を整えることの２点が、非常に重要だと感じています。

河野　国内の課題では、保健所が感染者の急増に追いつけず機能不全状態に陥ったこともあると思います。これは財政的な面だけを考えて保健所を縮小していったことも原因の一つです。例えばフィンランドでは、妊婦さんのいる家庭に専任の保健師が付き、子どもが就学するまであらゆるサポートを行います。こうした海外のシステムも参考に、長いスパンで日本に合った制度を考えていただきたい。また、重症者向けの病床や、医師が足りないといったことも起こりましたが、国全体の医療体制のあり方についても、専門家や自治体、国でしっかりと協議し、地域の実情を踏まえた医療体制を整えていただければ大変にありがたい。

また、治験のあり方についても、平時は患者のデータが集まりやすい仕組みに、非常時は迅速な承認につながる仕組みにすることが望ましい。こうした２通りのシステムを考えてほしい。

大学の研究者としては、日本が世界に認められるためには国際貢献が不可欠だと思いますので、幅広い感染症の研究をサポートしていただきたいと思います。日本の研究者は、基礎研究と臨床、診療などがシステマチックに分離されている欧米と違い、１人で３役も４役もやっている状態で、かなり疲弊《ひへい》しています。また、医師が感染症を専門にしようと思っても、複数の診療科をまたがることもあり、診療報酬の面で独立してやっていくのが難しい。感染症の専門医を増やすには、そうしたことも改善してほしいと思います。

山口　あらゆる感染症、その他の疾病に対応できるように、国を挙げた戦略として必ず取り組んでまいります。ありがとうございました。

2. インタビュー

総力挙げ国民の命・生活守る

2年間の闘いを石井啓一幹事長（党対策本部長）に聞く

〈公明新聞2022年1月30日付〉

新型コロナウイルス感染者の国内初確認から2年が過ぎました。他党に先駆けて同ウイルス感染症対策本部を立ち上げた公明党は、「大衆とともに」との立党精神を根本にした底力を発揮し、命と暮らしを守る対策をリードしてきました。2022年1月から急拡大し始めたオミクロン株への対応と、この2年間の闘いについて、党対策本部長の石井啓一幹事長に聞きました。

オミクロン株への対応

■病床確保、3回目接種加速など推進

――感染が急拡大しているオミクロン株にどう対処していますか。

オミクロン株は潜伏期間が短く、感染力が強いものの、重症化リスクは低いとみられていいます。公明党は、その特性に応じた感染対策に総力を挙げています。

1月12日には岸田文雄首相へ緊急提言を提出し、陽性者や濃厚接触者の隔離・待機期間の短縮などを提案しました。これを受けて政府は、同14日に濃厚接触者の待機期間を14日間から10日間とし、さらに同28日には7日間への短縮を決めました。

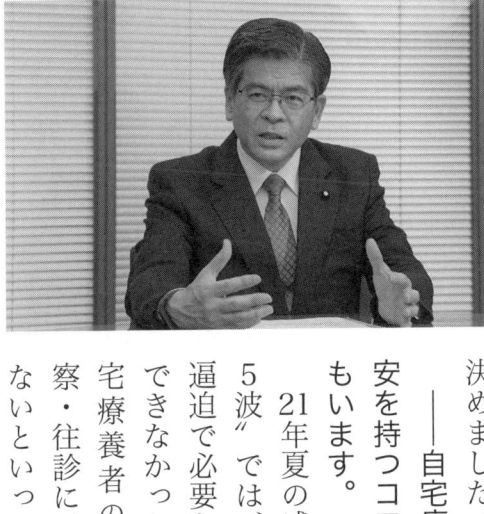

――自宅療養に不安を持つコロナ患者もいます。

21年夏の感染〝第5波〟では、病床の逼迫で必要な入院ができなかったり、自宅療養者の健康観察・往診に手が回らないといった課題がありました。こうした反省を踏まえて公明党は、政府に病床の確保と自宅療養者への支援強化を一貫して要請してきました。

その結果、入院患者の受け入れ病床は〝第5波〟ピーク時の3割増まで拡充。自宅・宿泊療養者に対しては、陽性が判明した翌日までに健康観察や診療を行い、重症化リスクの高い人に飲み薬を投与する体制を構築することも決まりました。

1月12日の緊急提言では、自宅・宿泊療養者への支援が確実に実行されるよう重ねて訴えています。

――ワクチンの3回目接種については。

可能な限り前倒しで実施できるよう、ワクチンの供給量や時期を早急に自治体に示すことを求めています。自治体が保有しているワクチンを活用した一般の人への前倒し実施も緊急提言で訴えました。

〝立党精神〟 胸に対策リード

■ネットワークで最前線の声を政治に

――この2年間、公明党はコロナとの闘いにどう取り組んできましたか。

「大衆とともに」との立党精神を根本に、党独自の力を発揮しています。真っ先に挙げられるのは、現場の最前線の声を受け止め、地方議員と国会議員の連携で国の政策に反映させるネットワークの力です。この力を生かし、売り上げが半減した事業者を支える持続化給付金や、医療、介護、障がい者福祉の従事者への慰労金などを実現しました。

中でも象徴的なのは、ワクチンの接種事業です。公明党のネットワークは、現場の課題を政府に届けるだけでなく、国の方針や政策の意図を自治体に正確に伝えるという相互的な役割を果たしました。自治体のワクチン接種の進捗《しんちょく》を政府と共有してフォローアップする機能も働き、接種加速化に貢献できました。

――公明党のネットワークの力が発揮されたのですね。

公明党には立党精神を体現するための〝要《かなめ》〟として、大衆の声をつなぐ地方議員と国会議員の連携プレーを最重視してきた、長年の積み重ねがあります。今でも、インターネット上で全国の公明議員が意見交換する場を設けたり、国会議員の会合に地方議員の代表を呼んで意見を述べてもらったりするなど、日常的に積極的な連携を図っています。

■期待に応えた一律10万円給付

――公明党は、平時では考えにくい異例の対応で施策を実現することもありました。

２０２０年に実施された、全ての人に1人当たり10万円を一律給付する特別定額給付金は、その代表例です。山口那津男代表が当時の首相に直談判し、決断を促して実現への突破口を開きました。

当初、政府はコロナの影響で収入が急激に減少し、低所得となった世帯に対して、1世帯当たり30万円の給付を予定していました。しかし公明党は、コロナの影響が広く及んでいることから、全ての人への給付が必要だと訴えたのです。この結果、すでに閣議決定されていた補正予算案を組み替えるという、長い自公連立政権の歴史でも初めての対応で、一律給付が実現しました。

――何が公明党を突き動かしたのですか。

「給付の対象を広げてほしい」という、国民の期待に真正面から応える使命感です。当時はコロナに関する情報が少なく、感染状況の実態を超えて社会的な不安が高まっていました。「政治は国民を支える」という姿勢を示して安心感を得てもらうためにも、必要な措置だったと思います。

このほかにも公明党は、予備費を活用した海外製ワクチンの確保や困窮《こんきゅう》する学生への給付金の支給など、各種の施策を推進してきました。

未来見据えた政策を提言

■デジタル、孤立などの取り組み強化

――コロナ禍では、日本が抱える、さまざまな課題も浮き彫りになりました。

給付金の支給手続きを巡っては、デジタル化の遅れを痛感しました。保育園や学校の休園・休校で子どものために仕事を休まざるを得なくなるなど、子育て世帯の負担増加も課題です。

また、人と人とのつながりが希薄化し、孤独・孤立問題が深刻化しています。

これらの課題についても、公明党は政府に提言を重ねてきました。目の前の感染対策強化は当然のこととして、未来を見据え、コロナ後をよりよい社会にするための取り組みにも注力しています。

――公明党は、国際的な課題への対策も推進しました。

コロナ禍が世界規模となっている時だからこそ、国際協調を進めるべきだ――との思いで、途上国も含めて世界へ公平にワクチンを分配する国際的な枠組み「COVAXファシリティー」への日本の早期参加を政府に訴え、実現しました。公明党の取り組みに対し、世界最大の慈善団体「ビル&メリンダ・ゲイツ財団」を設立したビル・ゲイツ氏（米マイクロソフト社の創業者）は「公明党が政党として『人道主義』や人間の価値を重視していることに非常に感銘を受けた」（公明新聞22年1月27日付）と評価しています。

■現場第一で「聴く力」の実践貫く

――今後の決意を。

コロナ禍の克服と日本の再生に向けて力を尽くします。外食や観光、交通など、かつてない打撃を受けた産業を中心に、事業継続と雇用維持の支援を続けていきます。生活困窮者への支援も、さまざまな角度から行っていきます。

政治の光が当たりにくい所にも目を向け行動する公明党だからこそ、切実な相談を寄せる人が大勢います。その期待に応えられるよう、これからも現場第一で「小さな声を聴く力」の実践を貫きます。

日本再生へ　コロナ克服に万全期す

政府の経済対策で竹内譲政調会長に聞く

〈公明新聞２０２１年11月23日付〉

政府は２０２１年11月19日、事業規模78・９兆円の「コロナ克服・新時代開拓のための経済対策」を閣議決定しました。対策の意義や公明党の主張が反映されたポイントなどについて、公明党の竹内譲政務調査会長に聞きました。

■公明の提言、随所に反映

――なぜ経済対策を実施するのですか。

足元の経済状況を見ると、２０２１年７～９月期の国内総生産（ＧＤＰ）速報値は年率換算でマイナス３・０％、２四半期ぶりのマイナス成長です。今回の経済対策では、10月の衆院選で約束した通り、日本再生への第一歩として誰もが希望を持ち安心して暮らせる未来を開くための具体策を示したものです。

まず、感染拡大への備えを万全にすることで、国民の不安解消に努めます。具体的にはコロナ対策として、全体の約半分となる事業規模35・１兆円に及ぶ施策を用意しました。ワクチンの３回目接種を無料で行い、経口薬（飲み薬）も年内実用化と必要量の確保を進めます。

その上で、長期化するコロナ禍に対して、家計、企業などへ集中的かつ力強く支援を行い、一日も早い再生をめざします。

併せて、日本経済の再生に向け、観光支援策「Go Toキャンペーン」を再開させるなど、消費喚起に取り組みます。内閣府はこうした経済対策全体でGDPが5・6％程度押し上がると見込んでいます。

■困窮者・企業に手厚い支援

――生活困窮者への支援を優先すべきとの指摘が強いですが。

公明党はこれまで、コロナ禍で生活が厳しくなった人への給付などを実現してきました。衆院選マニフェストでも「生活困窮者の生活を守る給付金の支給」を掲げ、政府に早期実現を求め、この経済対策にも反映されています。

例えば、住民税非課税世帯に対し、1世帯当たり10万円を申請不要の「プッシュ型」で給付します。生活困窮者自立支援金、総合支援資金（初回）、緊急小口資金、住居確保給付金といった支援策の申請期限も22年3月まで延長します（追記：政府は同年2月、申請期限の同年6月末までの延長を発表）。困窮する学生にも学びを継続するための給付金を支給します。

マスコミ報道では「18歳以下への10万円給付」が注目されましたが、指摘の多い生活困窮者への支援は手厚くなっています。

■18歳以下に10万円相当を給付

――その18歳以下（高校3年生まで）への10万円給付については。

自民、公明両党で協議した結果、夫婦と子ども2人の世帯では、児童を養育している者の年収が960万円未満を対象としました。これは18歳以下の子どもがいる世帯の9割に当たります。また、10万円のうち年内に現金5万円を迅速に給付するため、中学生以下については児童手当の仕組みを活用することで、申請不要で支給されます。

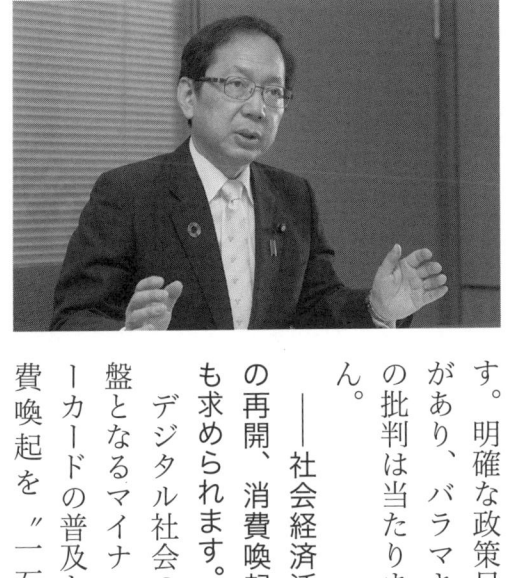

この10万円給付は、公明党が掲げる「子育て応援トータルプラン」とともに、子育て・教育を国として力強く支援する取り組みの一環です。明確な政策目的があり、バラマキとの批判は当たりません。

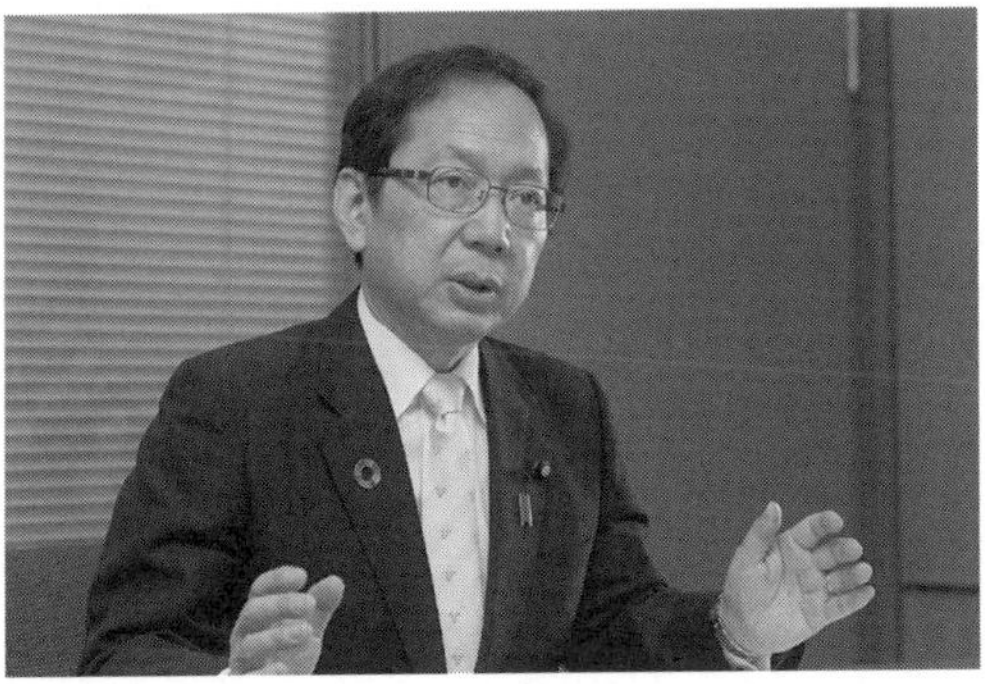

――社会経済活動の再開、消費喚起策も求められます。

デジタル社会の基盤となるマイナンバーカードの普及と消費喚起を〝一石二鳥〟で進めるため、カードの新規取得者や保有者に1人当たり最大2万円分のマイナポイントを付与します。これは全ての人が対象となります。

観光支援の「Go Toトラベル」事業や飲食支援の「イート」事業の再開については、ワクチン・検査パッケージの活用など感染症対策の徹底が前提です。

――今後の取り組みは。

18歳以下や住民税非課税世帯などへの給付、新型コロナのワクチン接種、マイナポイント付与の前提となるマイナンバーカードの発行は、実施主体となる自治体との連携が不可欠です。公明党の特長である議員ネットワークを最大限に発揮し、地方議員と連携を取りながら、迅速な実行に努めていきます。

第2章　命を守る！

1．初動対応

政府に先駆けて党対策本部を設置

初動の闘いを高木美智代・対策本部事務局長に聞く

〈公明新聞２０２０年３月17日付〉

日本で初めて新型コロナウイルスの感染者が確認されて以降、公明党はいち早く対策本部（本部長＝斉藤鉄夫幹事長）を設置し、感染の拡大防止や社会・経済への影響緩和などに全力で取り組んできました。初動から約２カ月間の公明党の闘いを党対策本部の高木美智代事務局長（衆院議員）に聞きました。

■現場の声から提言重ね施策に反映、「専門家会議」の設置を訴え実現

――公明党はどう取り組んできましたか。

高木事務局長　政府に先駆けて２０２０年１月27日に対策本部を設置しました。３月13日までに20回の会合を開き、時々刻々と変化する事態への迅速・的確な対処をめざして取り組んでいます。

対策本部の会合には、国会議員・地方議員に

寄せられた現場の声や党ホームページの特設コーナーに寄せられた要望などを持ち寄り、水際対策や感染拡大防止策、経済対策などを政府側も交えて討議を重ねました。観光業や中小企業など各種団体からのヒアリングも実施してきました。

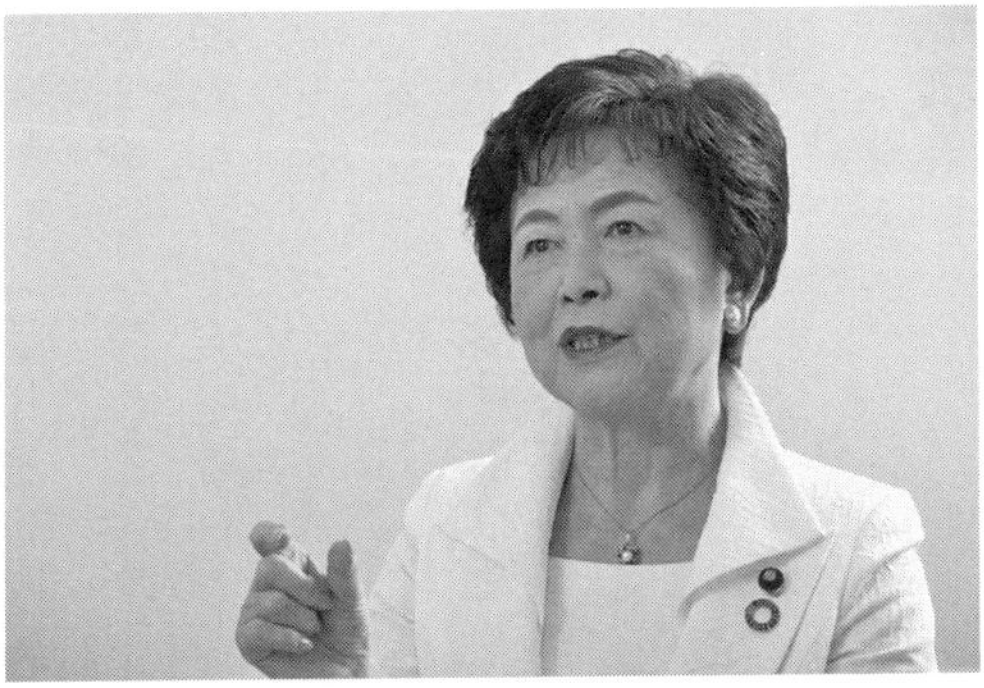

それらを踏まえて、党として3回の緊急提言を政府に申し入れ、「矢継ぎ早に発信する提言は政府の政策にも反映された」（20年2月26日付「産経新聞」）とも報道されました。

会合では、必要に応じて、その場で政府側に要請も行います。2月16日に初開催された政府対策本部の「専門家会議」は、同14日の党対策本部の会合で、専門家の知見と根拠に基づく政策判断や情報発信を進める観点から、政府側に設置を求め、実現しました。

■フリーランスも休業補償の対象に

――公明党の提案で具体化したものは。

高木　3月10日発表の緊急対応策第2弾など政府の施策に、公明党の提案が大きく反映されています【表参照＝39ページ】。

例えば、経営の危機に直面する中小企業・小規模事業者を支援するため、1・6兆円規模の手厚い資金繰り支援策が講じられることが決定しました。実質的に無利子、無担保の融資枠がある特別貸付制度も創設されます。

また、経営悪化時に雇用を維持する事業者を支援する「雇用調整助成金」の特例措置の対象も、影響を受ける全事業主に拡大されます。医師の判断で実施される「PCR検査」の保険適用と自己負担分の全額公費助成なども実現しました。

――党に寄せられた要望から何が実現しましたか。

高木 数多くあります。確定申告や車検、運転免許証の更新といった行政手続きの期間延長もその一つです。「手続きの窓口が混雑していて感染リスクが高まる」という声を受けて公明党が主張し、実現しました。

障害福祉サービスの介護給付費請求についても、「施設での感染症対応で請求事務作業の手が回らない」との声を聞き、政府に要請した結果、請求期日（毎月10日）以降の申請も認められるようになりました。

臨時休校に伴う対応でも、寄せられた切実な声を踏まえ、具体的な対応策を積極的に政府に提案しました。子どもの世話のために休業した場合の収入減に対応する支援策では、正規・非正規雇用者だけでなく、業務委託を受けて働くフリーランスの人についても、調整に困難を極めましたが、対象に加えることが決まりました。

■家計、中小企業の支援へ政策を総動員

――世界保健機関（WHO）の「パンデミック（世界的流行）」宣言を受け、世界同時株安に陥るなど、現下の経済情勢は極めて厳しい状況に直面しています。

高木 経済への影響については〝08年のリーマン・ショック並み〟などの声もあります。〝いつまで続くのか……〟という先行きの見えない状況が一番の不安要素になっています。

現下の影響を乗り越えるため、企業の事業継続や雇用の維持、家計支援など、窮状《きゅうじょう》打開へ政策を総動員しなければなりません。まずは、国民の命と暮らしを守る政策が盛り込まれた20年度予算案を一日も早く成立させ、執行することが重要です。その上で国際協調を進めて、早期終息に全力を挙げるとともに、終息後も見据えた前例のない大胆な経済対策が必要です。その具体化に向け、党内での検討を３月13日から始めました。

国会議員と各地の地方議員が緊密に連携するネットワーク政党としての持ち味を存分に生かし、引き続き、現場の声を伺いながら、国の対応策に反映させていく決意です。同時に、対応策を一人でも多くの人々に活用してもらえるよう取り組み、地域の実情に応じた各自治体独自の支援策の実現も進めます。ご意見・ご要望があれば、党の国会議員・地方議員や党ホームページの特設コーナーなどにお寄せください。

公明の訴えを受け具体化された主な施策

感染防止策と医療提供体制の整備

- マスク増産支援、医療機関などへの優先配布
- PCR検査の保険適用と自己負担分の全額公費助成
- 迅速ウイルス検出機器の3月中の利用開始方針
- 帰国者・接触者相談センターの全国展開と24時間化

中小企業・小規模事業者の支援

- 1.6兆円規模の手厚い資金繰り支援
- 実質的に無利子・無担保の特別貸付制度を創設
- 旅館や飲食店などへの特別貸付を実施
- 雇用調整助成金の特例措置を大幅拡充

学校休校に伴う対応

- 非正規雇用やフリーランスも含めた休業補償
- 最大20万円を融資する個人向け緊急小口資金の特例を創設、償還免除も
- 放課後児童クラブに対する追加経費の全額補助
- 給食停止に伴う食品業者や酪農家などへの支援

事態の変化に対応した措置など

- 確定申告や運転免許証更新など行政手続きの延長
- 介護給付費の請求期限などの柔軟な対応
- テレワークや時差出勤の普及推進

専門家会議の設置など次々実現

初の緊急宣言解除までの闘いを斉藤鉄夫・対策本部長に聞く

〈公明新聞2020年6月14日付〉

新型コロナウイルスの感染拡大を受け、日本では2020年4月7日から東京など7都府県を対象に初めての「緊急事態宣言」が発令、同16日から対象が全都道府県に拡大され、5月25日に全面解除となりました。この間、公明党はコロナ禍《か》から国民の暮らしを守るため、現場の声を踏まえた数々の対策を政府へ提言し、実現してきました。こうした公明党の闘いについて、6月17日の通常国会閉幕を前に党対策本部長の斉藤鉄夫幹事長に聞きました。

■科学的知見に基づく対策や情報発信をリード

――新型コロナの感染拡大が始まった当初から、公明党は矢継ぎ早に政府へ提言を重ねてきました。

斉藤対策本部長　はい。2020年1月27日、政府に先駆けて党対策本部を設置し、翌28日には初会合を開いて、感染拡大防止に向けた取り組みなどを政府と議論してきました。

議論の過程で、感染状況の分析や対策の取りまとめなどを科学的知見に基づいて行う組織がなかったため、2月14日に政府の専門家会議を設置することを提案し、同日中に実現することになりました。政府が専門家会議の提言を踏まえて情報発信することは、国民の信用、理解を得る上で重要だと考えたからです。

その後、新型インフルエンザ等対策特別措置法が改正され、同法に基づく専門家らによる諮問会議が設置されましたが、そのベースを作ることができました。

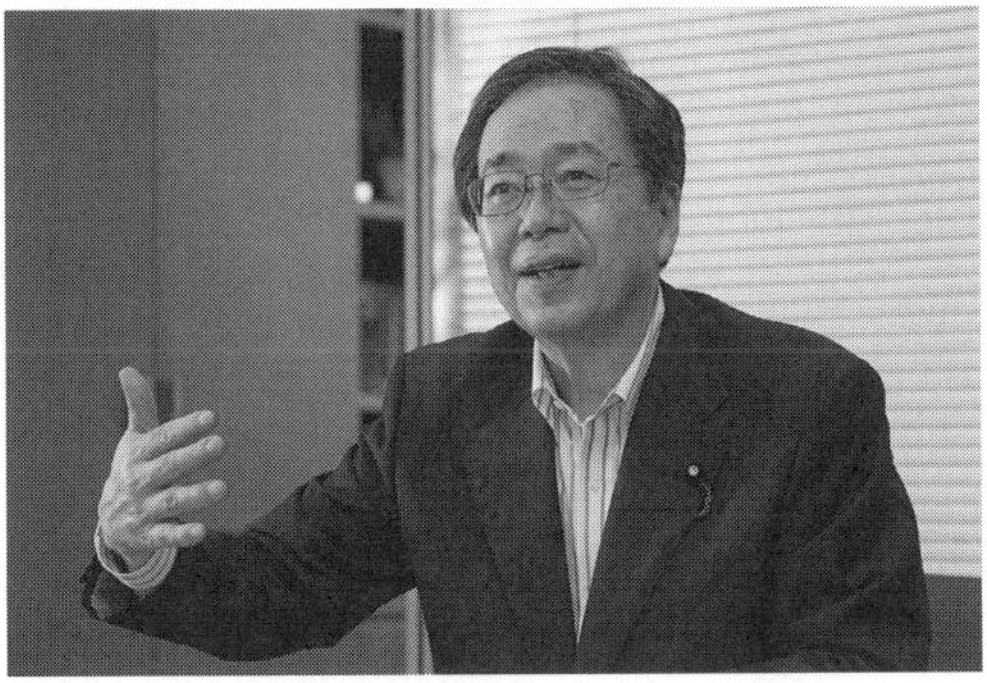

——その後も事態は刻々と変化しました。

斉藤　国内の新規感染者が増え始めてきた時期でもあり、全国の公明党地方議員から問い合わせや国への要望、意見などが相次ぎました。また、集団感染が発生した横浜港に停泊中だった大型客船内から、公明党本部に窮状を訴える電話がかかってきたこともありました。

これらの切実な声を政府に届けるため、党対策本部も週に2回、3回と会合を開き、対応に当たりました。

さらに緊急経済対策の策定や、20年度第1次、第2次補正予算の編成を前に、党として各種団体との意見交換を重ね、青年委員会もオンラインによるユーストークミーティングなどを実施し、現場の声、若者の訴えを政府に届けることができました。

こうした公明党の主張は補正予算などに反映されており、スピード感を持って現場へ届けられるよう、政府は万全を期してもらいたいと思います。

■1人10万円の給付実現　フリーランス救済にも風穴

――20年度第1次補正予算では、公明党の強い主張で1人一律10万円の特別定額給付金が実現しました。

斉藤　当初は、新型コロナで家計が急変した世帯への30万円給付という案でした。しかし、日ごとに事態が変化し、外出自粛の要請もあって影響は全国民に及んでいました。

実際、不安や苦しみの声は私たちのもとに連日寄せられていて、新たな状況に即した政策でなければ国民の理解は得られないと判断しました。閣議決定した補正予算案を組み替えることは異例ではありましたが、山口那津男代表が安倍晋三首相に「1人一律10万円の給付」を直談判したことで、特別定額給付金の実施が実現したのです。

――フリーランスへの支援も強力に推進しました。

斉藤　その通りです。従来からフリーランスで働く人が苦境に陥った場合の救済策が不十分だとの指摘もありました。そこで、学校の休校で仕事を休まざるを得なくなったフリーランスで働く保護者への支援金をつくり、自粛で業績が悪化した中小企業などに払う持続化給付金の対象にもフリーランスを加えました。

また、持続化給付金とは別に、文化芸術活動に取り組むフリーランスへの支援も行います。特に文化芸術活動への支援強化は、公明党が風穴を開けたものです。

――その他の分野でも公明党の訴えが実りました。

斉藤　例えば新型コロナで生活が困窮《こんきゅう》した学生を支援する最大20万円の緊急給付金です。実家を離れて暮らし、アルバイト先の休業で収入が途絶えた学生が、学業を断念するようなことがあってはなりません。迅速に対応しなければならず、公明党の主張で1次補正の予備費から経費を充てることになりました。

また、介護現場への支援として介護施設に衛生用品を提供します。特に介護・障がい福祉サ

◆公明推進の主な新型コロナ関連施策

子育て・暮らし	●全国全ての人に一律10万円の特別定額給付金 ●児童手当受給世帯に子1人当たり1万円給付 ●所得が低いひとり親世帯に5万円(第2子以降は3万円ずつ加算)の給付 ●小学校休校などに伴う休業に対しフリーランスも含めて補償。金額の引き上げも ●緊急小口資金や総合支援資金の貸し付け上限引き上げ。返済免除など特例創設 ●家賃相当額を支援する住居確保給付金の要件緩和 ●住宅ローンの返済期間延長など柔軟に対応 ●住宅ローン減税の適用期間を1年延長 ●社会保険料や所得税、光熱水費などの減免や支払い猶予
学び	●困窮学生に最大20万円の緊急給付金 ●授業料を減免する大学などを支援 ●児童・生徒に1人1台の端末整備などでオンライン学習を支援 ●文科省ホームページに子ども向け推薦図書の紹介サイト
雇用	●雇用調整助成金の日額上限を1万5000円に引き上げ ●中小企業の労働者が直接申請できる休業支援金（月額上限33万円）を創設
事業継続	●法人に最大200万円、個人事業主に同100万円の持続化給付金 ●2020年創業の企業や事業収入を雑所得とするフリーランスも持続化給付金の対象に ●法人に最大600万円、個人事業主に同300万円の家賃支援給付金 ●中小・小規模事業者の固定資産税など減免 ●セーフティネット貸付・保証枠などの要件緩和 ●政府系金融機関を通じた「劣後ローン」や出資など資本性資金の供給 ●政府系、民間金融機関での実質無利子・無担保融資 ●文化芸術の活動継続へ、個人に最大20万円、団体には同2500万円の支援 ●農林漁業者の経営継続に最大150万円支援する経営継続補助金 ●生活困窮者らを支援するＮＰＯ法人の活動に休眠預金を活用した助成制度
医療	●人工呼吸器、マスクなどの生産支援 ●治療薬、ワクチンの開発支援 ●ＰＣＲ検査の保険適用と自己負担分を全額公費助成。唾液検体も対象に ●オンライン診療を初診から保険適用 ●医療、介護・障がい福祉サービス従事者に5万～20万円の慰労金
その他	●政府内に専門家会議の設置 ●地方創生臨時交付金を3兆円に ●農水省の「花いっぱいプロジェクト」を支援 ●緊急包括支援交付金を増額。全額国庫負担に ●地域公共交通の感染防止対策に補助金

ービス従事者への慰労金については、公明党が独自に推進してきたものです。

■党内に分野別のチーム設置し、制度の新設・改善に奔走

——既存の制度改善にも取り組みました。

斉藤　党内に▽まん延防止・医療提供体制▽中小・小規模事業者等持続化給付金▽生活支援臨時給付金▽新型コロナ対応地方創生臨時交付金▽子ども・学校等対応▽資金繰り・金融支援▽税制担当▽介護・障がい福祉▽家賃支援——といった分野別のチームを設置し、支援制度の新設・改善に向けて各チームの責任者たちは精力的に取り組んでくれました。

例えば持続化給付金の対象外だった創業直後の企業や、税の申告方法で対象から外れていたフリーランスも対象とするよう関係省庁と折衝《せっしょう》を重ね、実現しました。

事態が日々変化する中で、まさに〝走りながら〟の制度づくりでした。同様に各チームとも、現場の実情を捉えながら、国民の役に立つ制度づくりに奔走しました。

——今後の活動は。

斉藤　この数カ月、党として訪問対話や街頭活動は自粛していたにもかかわらず、4月、5月は例年よりも多くの市民相談が寄せられました。未曽有《みぞう》の事態に対し、公明党の議員が地域でどれだけ頼りにされているかを、よく表していると思います。

今後、党としてワクチンや治療薬の開発を全力で支援するとともに、感染第2波、第3波を警戒しつつ、再び現場に足を運んで国民の悩みに耳を傾けていきます。これまでの政策を通じて経済の活性化を図りながら、国民の雇用と暮らしを守っていく決意です。

識者が語る

大きな役割果たした「専門家会議」の設置

昭和大学医学部客員教授　二木芳人氏

〈公明新聞2020年7月19日付〉

今回は新しい感染症であり、全て手探りでの対応が求められました。その意味でも私は、感染症のプロフェッショナルによる専門家会議が果たした役割は非常に大きかったと評価しています。私たち医療関係者も、専門家会議の見解や提言を常に参考にしていました。

一部に「不安をあおった」との批判もあります。しかし最悪の事態を示した上で、そうならないための対策を考えるのは科学者として当然であり、批判は当たりません。

専門家会議は2020年7月、特別措置法に基づき発展的に解消され、「分科会」となりました。経済などの専門家も入りましたが、それによって感染症の専門家の意見が弱まるようなことがあってはなりません。きちんと議事録を残し、議論の〝見える化〟を望みます。

公明党には引き続き、感染症専門家の声に耳を傾け、国民の命を守る政策に反映してもらいたいと強く願っています。

2. ワクチン

コロナワクチンの確保・接種をリード

公明党は、新型コロナウイルスの感染収束へカギとなるワクチンの確保をはじめ、希望者への円滑な接種などを強力にリードしてきました。主な実績を紹介します。

海外品確保の道開く

「予備費活用」の答弁を引き出し、滞っていた交渉の前進を後押し

国民へのワクチン接種を一日も早く進めるため、海外開発のワクチンの確保へ道を開いたのは公明党です。

2020年7月16日の参院予算委員会で公明党の秋野公造氏が、ワクチン確保の予算措置を政府に強く求め、当時の稲津久・厚生労働副大臣（公明党）が政府として初めて「予備費の活用」も含めて対応すると表明しました。財源確保の見通しが立ったことで、政府と海外製薬メーカー（ファイザー、モデルナ、アストラゼネカ）との交渉が一気に進展しました。

公明党は同年5月、各党に先駆けてワクチンと治療薬の開発・実用化に特化したプロジェク

トチーム（ＰＴ）を立ち上げました。関係者への聞き取りを繰り返す中で浮かび上がってきたのは、政府が国内開発ワクチンの支援に偏《かたよ》るあまり、海外ワクチン確保の交渉が著しく滞《とどこお》っている状況でした。

交渉停滞の最大の理由は、政府が海外ワクチンの確保に予備費を活用するという意思決定を行っていなかったことで、厚労省が財源確保の見通しもなく本格的な交渉に入れないでいたことでした。そこで、公明党は稲津副大臣らと連携して政府への働き掛けを重ね、予備費活用の答弁につながりました。

ある海外製薬メーカー日本法人の役員からは「政府との交渉が全く進まなかったが、公明党の質問の直後から厚労省の対応がガラッと変わった」との声も寄せられました。

北海道医療大学の浅香正博学長は、「予備費の活用」に向けた秋野氏と稲津副大臣とのやり取りについて「２人の質疑応答が日本を救ったと言っても過言ではありません」（別掲51ページ）と高く評価しています。

接種完了率　G7トップ
国・地方一体で加速・円滑化を推進

日本におけるワクチン接種は、高齢者の優先接種が始まった21年４月の時点では先進７カ国（Ｇ７）で最下位でしたが、政府・自治体、医療関係者らの懸命な取り組みで接種が加速。公明党も、接種が全国で円滑に加速するよう、国会議員・地方議員が一体となり、各自治体の接種事業の強化を推進しました。その結果、当初は欧米に比べて遅れていた接種状況が改善。２回接種が完了した人の割合は、同年11月にＧ７で１位になりました。

英国のオックスフォード大学研究者らのデータベース「アワー・ワールド・イン・データ」(Our World in Data) によると、国連人口推計を用いた各国比較で、日本は11月14日時点の2回接種率が75・5％となり、それまでG7で1位だったカナダ（75・3％）を抜きました。

政府・与党は、希望する人へのワクチン接種を11月末までに完了させることを目標に取り組んでいました。首相官邸のホームページによると、11月30日公表分の2回接種完了者は9733万6557人（住民基本台帳を基に算出した接種率は76・9％）。少なくとも1回接種した人は9977万1012人（同78・8％）。全人口の8割に迫り、堀内詔子ワクチン担当相は12月1日、接種を希望者全員へ11月中に完了するとの目標について「達成できたと思う」と述べました。

65歳以上の高齢者については、政府・与党が7月末までに希望者への接種完了をめざして取り組み、2回接種率は7月29日時点で高齢者全体の73・1％を超え、11月30日には91・4％に上りました。

ワクチン接種が先行した海外では、接種率が6割を超えると伸び悩む「7割の壁」に直面する国もあります。しかし日本では、その壁を大きく上回ることができました。

日本は当初、欧米に比べて接種状況が遅れていましたが、公明党は円滑、迅速な接種の実現へ党を挙げて取り組みました。

21年1月20日、石井啓一幹事長を本部長、桝屋敬悟衆院議員（当時）を事務局長とする「新型コロナウイルスワクチン接種対策本部」を立ち上げ、各都道府県本部にも接種対策本部を設置しました。

同年2月28日と5月15日には、党本部と各都道府県本部などをオンラインでつなぎ、全国会議を開催しました。そうした場も活用し連日、情報共有するなどして国会議員と地方議員が一体となり、現場の声を聴きながら、各自治体で首長らと連携。ネットワーク政党の本領を発揮して、大規模接種会場の開設や打ち手の確保、接種会場までの移動が困難な高齢者の送迎などを後押ししてきました。

重症化防ぎ命守る高い効果
21年3～9月で65万人が感染を回避

発症や重症化を防ぐワクチンの効果は顕著です。

厚労省によると、デルタ株への置き換わりが進んだ21年9月1～3日の新規感染者のうち、未接種者は10万人当たり59・9人だったのに対し、2回接種した人は同4・5人で、未接種者の13分の1以下に抑えられました。1回接種した人でも同20・5人にとどまりました。特に重症化リスクが高い65歳以上の高齢者は、先行して接種したこともあり、7～8月の感染が10万人以上抑制され、死亡も8000人以上少なくなったと推計されています。

一方、10月13日、新型コロナ対策を助言する厚労省の専門家組織「アドバイザリーボード」の会合で示された京都大学の西浦博教授の推計では、ワクチン接種によって3～9月までに約65万人が感染を回避し、死者数を約7200人抑えられたとしています。

同会合では長崎大学の試算も示され、すでに感染力の高いデルタ株の感染が拡大していた7～8月にウイルス検査を受けた16～64歳の男女890人を解析したところ、ファイザーかモデルナ社製ワクチンを2回接種した人の発症予防効果は86・8％でした。

無料接種を提案し実現

「3回目」も全額公費負担に

ワクチン接種費用の無料化をリードしてきたのは公明党です。インフルエンザなどのワクチン接種は原則、自己負担が求められますが、公明党は20年9月10日、新型コロナは全ての人に影響が及ぶとして、国が接種費用を全額負担するよう政府へ提言。同年12月には、無料接種の根拠となる改正予防接種法が公明党の推進で成立しました。

さらに、21年12月からは発症予防などの効果を持続させるための3回目の接種が始まりましたが、これも公明党の提案で無料となりました。10月12日の衆院代表質問で石井啓一幹事長が、3回目接種の無料化を要請。これに対し、岸田文雄首相は「全額公費負担で行う」と明言しました。

追加接種のワクチンは、3回目での薬事承認を受けた米ファイザー製と米モデルナ製の2種類から選べるようになりました。2回目までとは異なるワクチンを3回目に打つ交互接種も認められます。自治体での接種のほか、職域接種も行われています。

3回目接種は当初、2回目から原則8カ月後とされていましたが、オミクロン株を中心とする感染拡大を踏まえた公明党の訴えにより、6～7カ月に短縮されました。

また、公明党は3回目接種が迅速に進むよう自治体の取り組みを後押しし、2回目までと同様に各地に大規模接種会場の設置などが進みました。公明党の提案で東京と大阪に設置された自衛隊による大規模接種センターも再度開設され、東京では22年1月31日、大阪では2月7日から接種を開始しました。

識者が語る

ワクチン確保へ日本を救った国会質疑

北海道医療大学学長　**浅香正博氏**

〈公明新聞2021年8月1日付〉

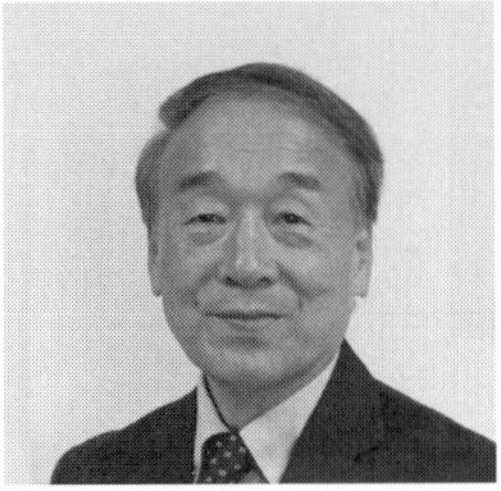

コロナとの闘いにおいて、日本はワクチンという心強い武器を手に入れました。北海道医療大学はコロナワクチンの職域接種を全国に先駆けて行い、2021年8月までに学生と教職員の接種を終えました。これによって本大学はコロナ禍から、ひとまず脱出できました。

実はワクチンを巡っては、20年夏の時点で、海外から必要量が手に入るかどうか分かりませんでした。一方、国産ワクチンの実用化は、少なくとも数年かかる見通しでした。

こうした中、われわれ医療関係者を驚かせる高品質のワクチンが開発されました。それが米ファイザー社製、米モデルナ社製、英アストラゼネカ社製の三つでした。先進国間で早速、争奪戦が始まりました。日本はこれら製薬メーカーとの交渉に出遅れましたが、20年7月、公明党の秋野公造議員の国会質問を契機に、3社との交渉が一気に進んだのです。秋野議員の質問に対し、稲津久・厚生労働副大臣（当時、公明党）は「予備費の活用を含めて果断に進める」と。この答弁によって、ワクチン確保の道が切り開かれました。2人の質疑応答が日本を救ったと言っても過言ではありません。

公明党がいなかったら、政府が国産ワクチンにこだわり続けていたら、十分な量の海外製ワクチンを確保できず、最悪のシナリオもあり得たと思っています。

識者が語る

前例ない無料化の実現に感謝

長崎県島原市長　**古川隆三郎氏**

　希望する国民全員が無料でワクチンを接種できるという前例のない体制となったことについて、感謝しています。当初、ワクチン接種の議論が進む中、接種を希望しながらも経済的な理由から受けられない市民が出るような事態はどうしても避けたいと思っていました。公明党は切実な現場の声を受け止め、2020年9月、接種費用を国が全額賄《まかな》うよう政府へ提言するなど積極的に動いてくれました。

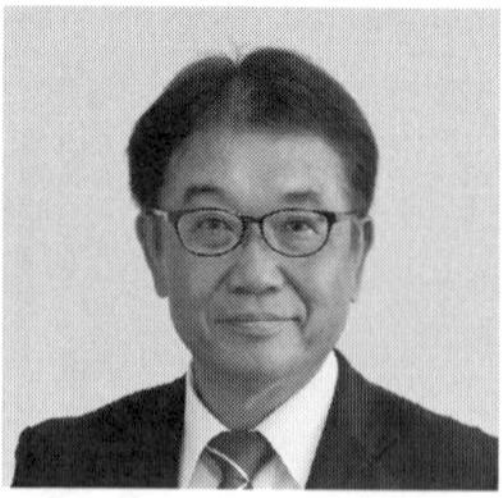

　円滑な接種に向けては、副反応が不安だとの声が市民の中から寄せられていました。この点でも、地元の声を公明党の市議が国会議員につないでくれ、健康被害が出た際に十分な補償を行う救済制度が創設されました。

　地元の課題に機敏に対応してくれたのも公明党です。ワクチン接種会場へ自力で移動が難しい人のためのタクシー活用や、クラスター（感染者集団）対策として高齢者施設の入所者と64歳以下の職員が一括接種できる仕組みづくりを巡っては、国からの支援も必要でした。公明党のネットワークで政府に要望を届けてくれたことから実現できる運びとなりました。

　先が見通せない大変な状況の中で、最優先の一大行事となったワクチン接種。これを国と連携しつつ、きちんと前に進められているのは公明党のおかげです。徹底した現場主義を貫く公明党は、本当に頼りになる存在です。

〈公明新聞2021年8月1日付〉

立憲・共産、「ワクチン接種が遅い」と選挙目当ての批判

〈公明新聞2021年6月13日付〉

菅首相が反論「野党の要望もあり国内で治験、世界の3カ月遅れに」

「日本は野党からも強い要望があった中で国内治験をやったことで、世界から見れば（承認・接種がおおむね）3カ月遅れている」。菅義偉首相は2021年6月9日、立憲民主党の枝野幸男代表との党首討論で、新型コロナワクチンを巡り野党が〝接種の遅れは政府の失策〟などと批判していることも念頭に、こう〝反論〟しました。

立憲は「日本人における有効性、安全性を十分に確認しないまま、海外の臨床試験データのみをもって承認を行う特例承認は、今回のワクチン承認にはそぐわない」（20年11月10日の衆院本会議で中島克仁氏）などと、国内での臨床試験（治験）を行ってから承認するよう訴えてきました。こうした主張にも配慮する形で、日本で接種中のワクチンはいずれも、国内治験を経た上での承認となり、他国より承認・接種開始の時期が遅くなったのです。

共産党に至っては、長大な時間と労力がかかり、現実的に実施困難な国内での大規模臨床試験（第3相試験）を「実施し、安全性と有効性を慎重に検証すべきだ」（同20日の参院本会議で倉林明子氏）と主張。その通りにしていたら、今なお承認すらされていません。

にもかかわらず「ワクチンの遅れは決定的な失策」（立憲・枝野代表）、「日本では接種が非常に遅れている。接種回数で世界128位」（共産・志位和夫委員長）などと政府を批判するのですから、あきれてしまいます。

立憲や共産は「ワクチンをめぐり、政府・与党を追及することが有権者に響くと踏む」（21年6月6日付「読売」）がゆえに、承認・接種開始を遅らせるような過去の言動を棚に上げて政府を批判するのです。選挙目当ての浅はかな〝党利党略〟と言われても仕方がありません。

円滑接種へ全国で「自治体意向調査」

ワクチンの円滑な接種体制の構築に向け公明党は2021年1月20日、党内に接種対策本部を設置。国会議員と地方議員が連携し、接種を行う自治体に国の情報をいち早く届けながら、各地での迅速な接種を後押ししてきました。

同年2月28日から3月7日には、自治体の「接種計画」策定や、接種状況などを迅速に把握しやすくするための新たな「ワクチン接種記録システム」導入に関する「自治体意向調査」を全国で展開。党所属議員が住民への接種を担う市区町村への聞き取りを行い、1287市区町村から回答を得ました。

集計結果（公明新聞2021年3月13日付）は次の通り。

Q1　検討中の接種体制は？（単一回答）

▽特設会場（集団接種会場）と医療機関…８９４（回答市区町村の69・５％）
▽特設会場…２０６（同16％）
▽医療機関中心…１８０（同14％）
▽未定・無回答…７（同０・５％）

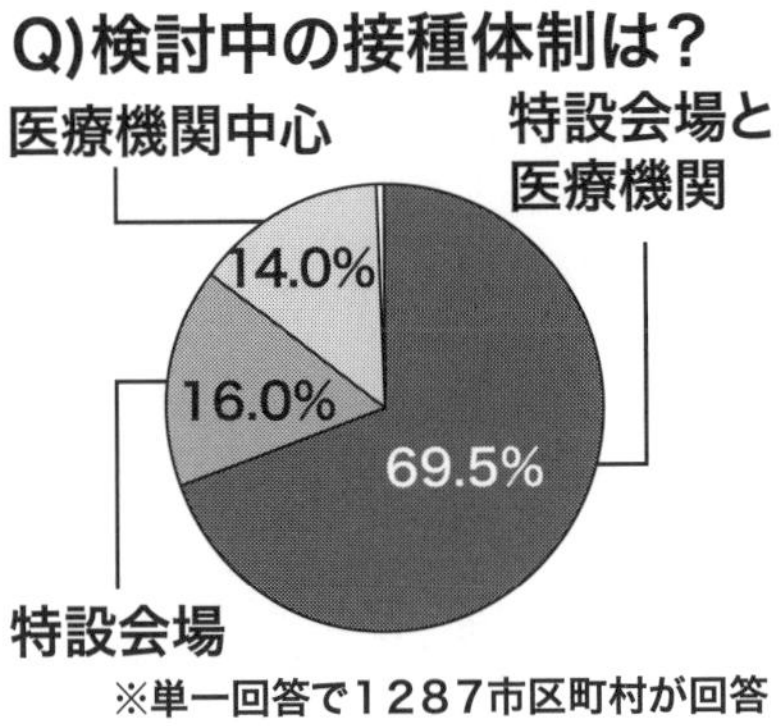

Q2　接種計画策定で困っていること（複数回答可）

▽ワクチンの供給などの情報不足…１１７６（同91・４％）
▽医療関係者の確保…７９８（同62％）
▽その他の人の確保…３７９（同29・４％）
▽財政上の問題…２２３（同17・３％）
▽特設会場の確保…１７９（同13・９％）

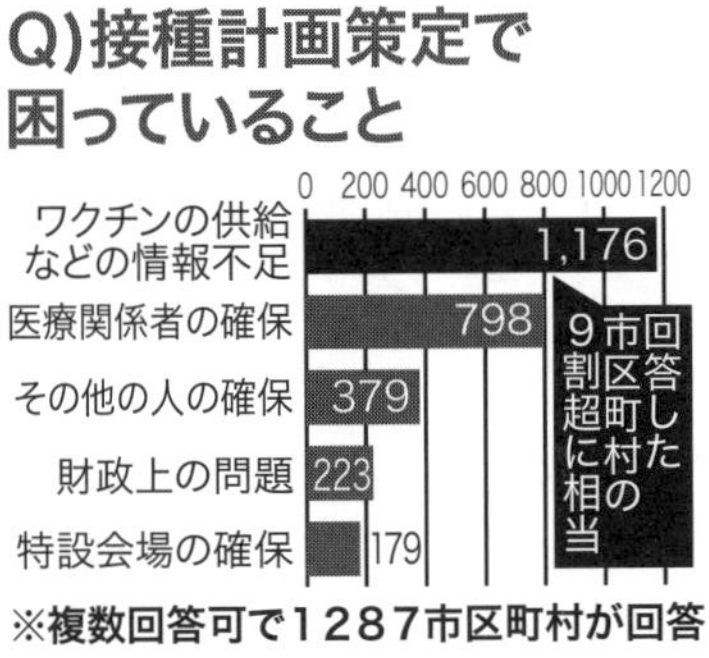

Q3 コロナワクチン接種記録システムの導入について（単一回答）

▽何とか対応が可能…372（同28・9％）
▽財政支援など一定の条件が整えば対応可能…860（同66・8％）
▽無回答…55（同4・3％）

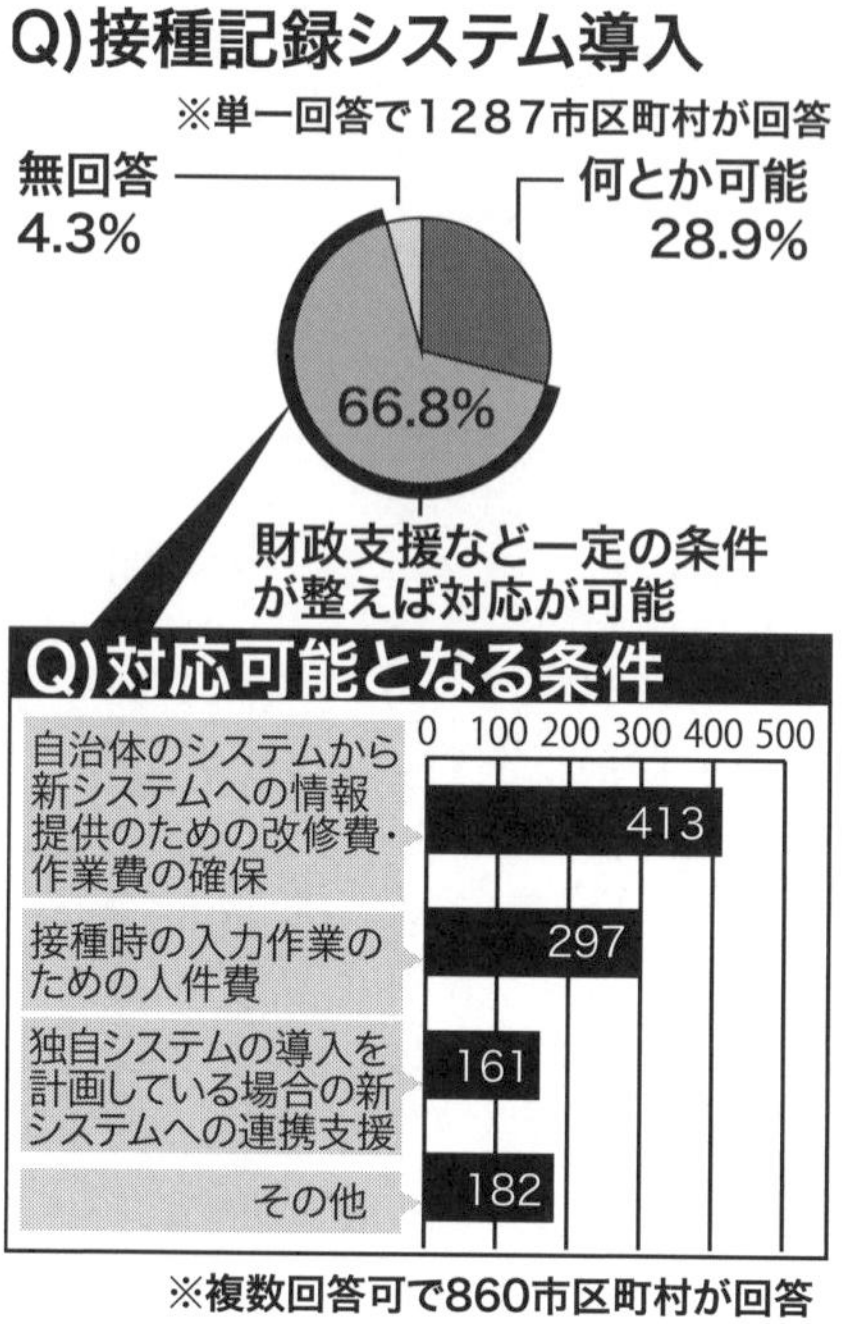

Q3―2 接種記録システム導入へ対応可能となる条件（複数回答可）

▽自治体のシステムから新システムへの情報提供のための改修費・作業費の確保…413（「一定の条件が整えば対応可能」とした860市区町村の48％）
▽接種時の入力作業のための人件費…297（同34・5％）
▽独自システムの導入を計画している場合の新システムへの連携支援…161（同18・7％）
▽その他…182（同21・2％）

公明、途上国へのワクチン供給の道開く

〈公明新聞2021年7月7日付〉

日本のCOVAX初拠出を後押し
ビル・ゲイツ氏らから感謝の声も

新型コロナウイルスの感染収束に欠かせない途上国へのワクチン供給で、日本は国際社会をリードしている。公明党は日本政府に対し途上国へのワクチン供給を支援するよう一貫して訴え、その道を切り開いてきた。

先進国で感染が抑えられても、途上国で感染が広がれば、完全に感染を収束させることはできない。だが、途上国は資金力が乏しく、他国の製薬会社との交渉力も弱い。そこで公明党が提案したのが、各国が途上国向けワクチンを共同調達する国際枠組み「COVAX《コバックス》ファシリティー」〈注〉への参加だ。

公明党の訴えを受け、政府は2020年9月15日、COVAXへの参加に必要な拠出金として172億円を支出することを閣議決定した。日本が「世界でも最初に拠出」（菅義偉首相）した国となり、多くの国の参加が続く流れをつくった。

さらに、公明党の山口那津男代表らが21年5月10日、開発途上国の予防接種率を向上させることにより、子どもたちの命と人々の健康を守る取り組みを進める国際団体で、COVAXを主導する「Gavi《ガビ》ワクチンアライアンス」の代表者らと会談。ワクチン確保に向けた、さらなる資金調達の要望を受け、党として5月28日、日本政府にCOVAXへの追加の拠出金として7億ドル以上を確保するよう緊急提言。6

月2日昼には山口代表が菅首相に追加拠出を決断するよう直談判していた。

これが実を結び、同日夜に日本政府とＧａｖｉとの共催で開かれた「ＣＯＶＡＸワクチン・サミット」では、日本が8億ドル（約８８０億円）の追加拠出を行うと表明。これまでに拠出した2億ドルと合わせ、拠出額は米国に次ぐ10億ドルになった。同サミットでの各国の拠出表明により、21年中に途上国人口の3割に当たる18億回分のワクチン供給に必要な資金が確保できた。

こうした公明党の取り組みに対し、Ｇａｖｉのセス・バークレーＣＥＯ（最高経営責任者）からは謝意を示した寄稿が届いた。Ｇａｖｉに資金を拠出する慈善団体「ビル＆メリンダ・ゲイツ財団」を設立したビル・ゲイツ氏（米マイクロソフト社の創業者）も山口代表に感謝状を寄せ、同サミットで日本政府が主導的な役割を果たす上で「貴党が極めて重要な役割を担っていただきました」と謝意を表明した。

公明党がＣＯＶＡＸへの日本参加をリードした背景には、これまでの息の長い取り組みがあった。先進国に比べ、日本では公的に接種するワクチンの種類が少ない「ワクチンギャップ」を埋めるため、公明党が高齢者肺炎球菌ワクチンなどの定期接種化を国内で実現してきたことを、Ｇａｖｉは高く評価。さらに、自民、公明の与党議員でつくる「ワクチン予防議員連盟」会長代行の古屋範子副代表らを中心にワクチンを通じた途上国支援を政府に繰り返し促してきたことを通じ、Ｇａｖｉなど関係団体と信頼関係を深めていた。

◇

【追記】ビル・ゲイツ氏は22年1月26日、山口代表とオンラインで会談し、「公明党が政党として『人道主義』や人間の価値を重視していることに非常に感銘を受けた。当財団の価値観と合致している」「感染症は、その対策を通じて、多くの人々の命を救えることに留意していかなければいけない。コロナ禍で世界の国々が大きな影響を受けた。特に途上国では非常に大きな問題だ。その対策で日本は主導的な役割を果たした。『ＣＯＶＡＸファシリティー』では、日本の尽力がなければ、必要な資金を確保することができなかった。大変に感謝している」などと述べた（公明新聞22年1月27日付）。

〈注〉ＣＯＶＡＸファシリティー
　Ｇａｖｉ、官民連携による国際支援団体「感染症流行対策イノベーション連合（ＣＥＰＩ《セピ》）」、世界保健機関（ＷＨＯ）が主導する新型コロナのワクチンを共同購入する国際枠組み。参加する高・中所得国がワクチンの研究開発や製造設備整備に必要な資金を前金で拠出し合い、開発成功の場合は自国用として人口の20％相当分を上限にワクチンを確保できる枠組みと、国や団体などからの寄付金によりＧａｖｉを通じて途上国にワクチンを供給する枠組みを組み合わせている。

ＣＯＶＡＸへの日本参加「公明の支援に心から感謝」

ＧａｖｉワクチンアライアンスＣＥＯ　セス・バークレー氏が寄稿

〈公明新聞２０２０年10月17日付〉

　公明党の強い働き掛けにより、新型コロナウイルスのワクチンを共同購入して低所得国にも供給する国際枠組み「ＣＯＶＡＸファシリティー」へ日本が正式参加したことを受け、途上国の子どもたちへの予防接種を推進する国際団体で、同枠組みを主導する「Ｇａｖｉワクチンアライアンス」のセス・バークレーＣＥＯ（最高経営責任者）から「公明党の支援に心から感謝したい」と謝意を表明する寄稿が２０２０年10月に届いた。

セス氏は、ＣＯＶＡＸには現在１７０カ国以上が参加し、世界の人口の70％をカバーするとして「日本は最初に署名し、他の国にも参加を促してくれた」との認識を表明。その上で「各国がワクチン争奪戦を繰り広げる中、日本のような国がＣＯＶＡＸに率先して参加することは、裕福な国々がワクチンを独り占めする弊害《へいがい》を防ぎ、低所得国の人々が取り残されてしまう悲劇を防ぐことができると考えている」と指摘し、「正式参加に当たっては公明党から多大なお力添えをいただいた」と強調した。

さらに、公明党が20年5月に新型コロナウイルス感染症ワクチン・治療薬開発推進プロジェクトチームを立ち上げ、有識者へのヒアリングを行うなど、コロナに関する研究開発の推進へ、いち早く取り組んできた経緯に言及し、「ワクチン調達に関する提言書を党として厚生労働省に提出するなどの働き掛けをしてくれたことが、ＣＯＶＡＸへの正式参加と（資金）拠出につながった」と表明した。

「COVAX」のイメージ

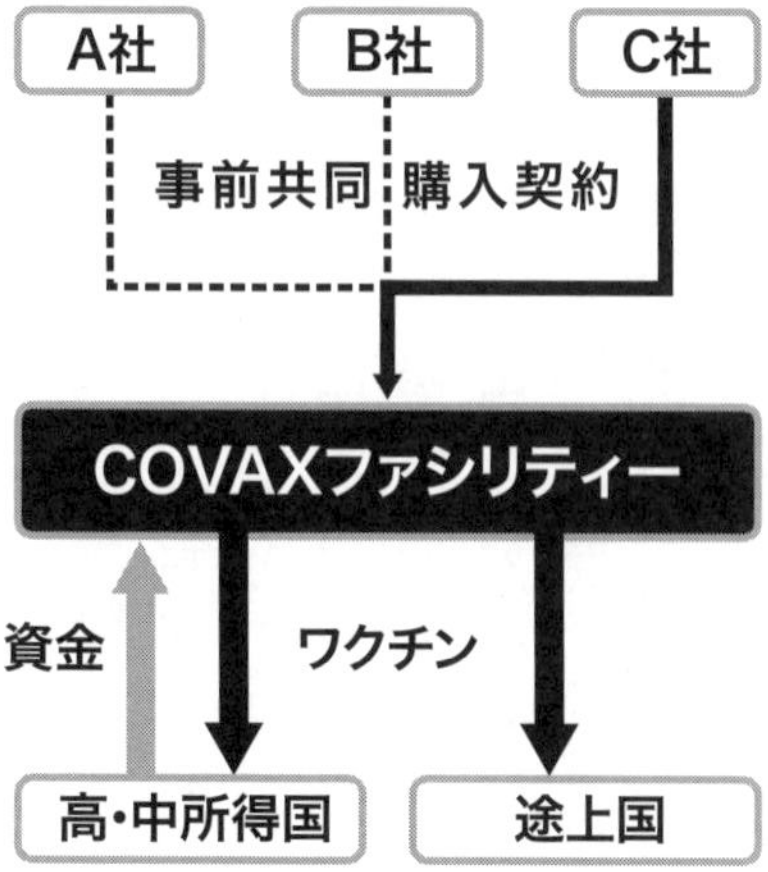

識者が語る

政府のCOVAX参加の裏に公明の活躍

NPO法人日本リザルツ代表　白須紀子氏

〈公明新聞2021年8月1日付〉

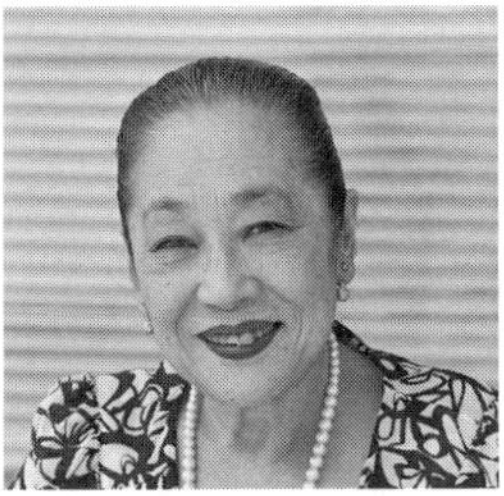

国際的なワクチン調達枠組み「COVAXファシリティー」により、自力での確保が難しかったアフリカなどの途上国にもワクチン供給が始まりました。日本は2020年9月、COVAXへの参加を先進国の中でいち早く表明。現在、約190カ国・地域が加入する流れを牽引《けんいん》しました。

政府のCOVAX参加の決断の裏には、山口那津男代表を先頭に公明党が一丸となって促してくれた活躍がありました。さらに21年6月に開かれたCOVAXワクチン・サミットでも、公明党の要望に沿う形で、菅義偉首相が途上国支援のため従来の2億ドルに加え、8億ドルの追加拠出を表明。公明党はまさに、世界的視野から人間として生きる尊厳を保障する「人間の安全保障」を重視する政党だと評価できます。

パンデミック（世界的流行）の終息に向けては、まだ課題があります。現在、流通するコロナワクチンは海外企業が開発した製品です。海外に依存したままでは、供給停止や今後懸念《けねん》される国内変異株への対応に遅れが生じる可能性があります。日本は医・化学分野でノーベル賞受賞者を多数輩出した実力があるにもかかわらず、まだ国産ワクチンは承認されていません。全ての人が安全に暮らせるよう、一日も早く国産の優れたワクチンが供給できるよう、党を挙げて後押ししていただきたい。

国産のコロナワクチン、早期実用化へ前進

〈公明新聞２０２1年11月22日付〉

■最終治験の要件を見直し

国産の新型コロナウイルスワクチンの実用化に向け、最終段階の臨床試験（治験）の要件が２０２1年10月に見直された。最終治験はワクチン接種の進展に伴い、従来の数万人を対象にした大規模な手法での実施が困難になっていたが、公明党の提言に沿う形で各国と協調しながら要件見直しの検討が進み、３０００人以上を対象にした新しい手法で実施することが可能になった。

従来の最終治験は、数万人のワクチン未接種者を対象に、偽薬（プラセボ）を投与するグループとワクチンを打つグループを作り、発症予防効果などを比較する極めて大規模な手法で行われていた。しかし、先行して実用化されたワクチンの接種が進むにつれて治験に参加できる人が減り、後発の製薬会社は最終治験の実施が事実上困難な状況に置かれていた。

そこで、医薬品の審査を担う独立行政法人「医薬品医療機器総合機構」（ＰＭＤＡ）は10月22日、最終治験の要件を見直し、ウイルスの働きを抑える「中和抗体」の量を調べることでワクチンの効果を確認する方針を発表。少なくとも３０００人が参加し、接種後に体内にできる抗体量について、すでに実用化されているワクチンと比較することで有効性を評価する手法を採用した。

■国際的合意得た新手法 公明の提言に沿う内容

この新たな手法は、各国でつくる薬事規制当局国際連携組織（ＩＣＭＲＡ）での議論を通して国際的な合意を得た内容だ。塩野義製薬は22年3月までの実用化をめざし、21年11月中にも新たな手法で最終治験を行うと表明。第一三共も、21年度中に新手法での最終治験の実施を検討している。

新型コロナワクチンの治験方法の比較

	従来 評価方法	従来 規模		新たな方法 評価方法	新たな方法 規模
	偽薬を投与した人とワクチンを打った人で発症率に差があることなどを確認	数万人	➡	中和抗体の量を調べ、すでに実用化された製品と比較することで有効性を評価	少なくとも3000人程度

公明党は21年4月28日、ワクチンの安定供給や日本特有の変異株が発生した場合の備えなど医療の安全保障の観点から、国産ワクチンの実用化に向けた緊急要望を首相に提出。最終治験の代替策について、中和抗体量の活用を例示した上で、日本がＩＣＭＲＡでのワクチン評価の指標に関する議論を主導し、国際協調の下で新たな手法を早期に示すよう提言していた。

公明党新型コロナウイルス感染症ワクチン・治療薬開発推進プロジェクトチームの秋野公造事務局長（参院議員）は「最終治験の手法が安易に見直されてしまえば、ワクチンへの信頼が揺らぐ。そうしたことがないよう、国際的な合意を重視した見直しを求めた公明党の提言に沿う形で、各国と歩調を合わせた新手法が具体化した。今後も、関係者の声を聴きながら、国産ワクチンおよび国産治療薬の早期実用化への環境整備を進めたい」と述べている。

公明提案が政府のワクチン戦略に反映

国産ワクチン実用化で秋野公造・PT事務局長に聞く

〈公明新聞２０２１年７月17日付〉

新型コロナウイルス感染症の収束へ、待ち望まれるのが国産ワクチンだ。公明党は２０２１年４月28日、早期実用化に向けた緊急要望を菅義偉首相に提出し、政府が同年６月にまとめた「ワクチン開発・生産体制強化戦略」に色濃く反映された。それらの内容について、党新型コロナウイルス感染症ワクチン・治療薬開発推進プロジェクトチーム（ＰＴ）事務局長で医師の秋野公造参院議員に聞いた。

■国挙げて研究・開発支援

――国産ワクチンに対する公明党の考えは。

日本特有の変異株の発生も懸念されており、ワクチンを輸入に頼りきりでは、それに効くものを開発してもらえない可能性がある。国際情勢によっては供給を絶たれる恐れもある。

こうした問題意識から、首相への緊急要望では、次なる感染症への備えも念頭に、ワクチンの①研究・開発②治験と承認③製造基盤と原材料・資材の確保――の課題解決に向けた方策を提案し、政府戦略に反映された。公明党が21年７月に発表した「政策パンフレット」でも、国産ワクチンの「迅速な開発・実用化」を進める方針を改めて打ち出した。

――国内での研究開発をどう支援するのか。

医療分野の研究開発支援は近年、国立研究開発法人日本医療研究開発機構（ＡＭＥＤ）に人員を割《さ》いて担ってきたが、医療や感染症を所管する厚生労働省からは切り離されており、時限的な研究を公募する運用のため論文発表数も少ない。それでは企業の継続的な開発や生産体制の強化につながらず、一刻も早く成果が求められる今回のような緊急時には機能しなかった。

この反省に立ち、公明党は緊急要望で「厚労省が責任を持って司令塔の役割を果たすべきだ」と、厚労省の人員など体制を強化し、国を挙げた研究開発支援に全力を尽くすよう求めた。

これを受け政府戦略では、ＡＭＥＤ内にワクチンを巡る先進的研究開発戦略センター（スカーダ）を新設し、研究費を戦略的に配分するとしたが、その意思決定には厚労省の次官級の医務技監が加わり、平時から同省の新部署がスカーダへ助言すると明記。国策として緊急時のワクチン開発支援を進める体制が担保された。

ワクチン開発には、ウイルスなどの病原体を安全に扱える実験施設が必要となる。そのため公明党は国会質疑などを通じ、最高度の安全実験ができる「バイオセーフティーレベル（ＢＳＬ）４」施設と連携した基礎・臨床の研究体制構築を主張。これに沿った構想が政府戦略に盛り込まれた。

■治験・承認、製造の課題解決策も

――治験・承認では。

国産ワクチンの実用化を急ぐため、政府においては〝薬事承認の枠組みを超えて緊急使用を認めることありき〟の議論も散見されたが、それでは有効性・安全性をチェックする薬事承認制度への信頼が損なわれかねない。まずは現行制度の下で実用化を最大限に早めることを基本に、制度を見直す場合も、国際的な合意にのっとるべきというのが基本的な考え方だ。

――具体的に緊急要望では何を訴えたのか。

国内で実施が困難になっている最終段階の大規模臨床試験（第3相試験）の代替策について、薬事規制当局国際連携組織「ＩＣＭＲＡ」でのワクチン評価の指標に関する議論を主導し、早期に示すよう求めた。

これに沿って政府が取り組んだ結果、国際議論では従来の大規模臨床試験の代わりに、接種後の抗体量などを指標に既存のワクチンと比較して有効性や安全性を評価する新たな手法を用いる方向となっている。政府は業界に対し、この方向で同試験への準備を進めて差し支えないとの見解を示した。今後、国産ワクチンの開発加速化が期待される。

政府戦略では、次なる感染症に備えるため、輸入ワクチンも含めた治験・薬事承認の迅速化へ、米国の緊急使用許可（ＥＵＡ）などを参考に制度を見直す議論も提起された。わが国の薬事承認への信頼が損なわれないよう、丁寧な検討を求めたい。

――ワクチンの製造基盤と原材料・資材の確保は。

政府戦略では公明党の訴えを踏まえ、製造基盤に関して、平時はバイオ医薬品、有事はワクチンといった形で両用性のある民間設備の構築を支援するとした。原材料・資材の国内自給の推進も明記した。

今後は、各府省などの動向をキャッチしつつ、国産ワクチンをいち早く国民に届けられ、次なる感染症への備えが充実するよう、政府や企業と連携したい。

3. 検査・治療・療養

検査

PCR検査などを保険適用に
PCRより簡便・迅速な判定ができる抗原検査も

PCR検査に唾液を活用
簡便・安全に採取できることから、専門家の声を受けて活用を提案し実現

検疫所で抗原定量検査
検疫官の負担を軽減

軽症

パルスオキシメーターを配備
自宅・宿泊療養者の重症化の兆候を把握

中等症Ⅰ

抗ウイルス薬・レムデシビルの活用
国内初のコロナ治療薬承認を提案し実現。酸素ステーションでも使用可能に

抗体カクテル療法の実施拡大
入院患者のみだった対象を外来・往診にまで拡大。早期治療を可能に

飲み薬の確保を後押し
（政府が海外メーカーから買い上げ）

自宅療養者の生活支援を強化
市町村が食料提供などを行いやすいよう保健所（都道府県）との連携強化を推進

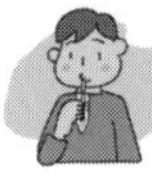

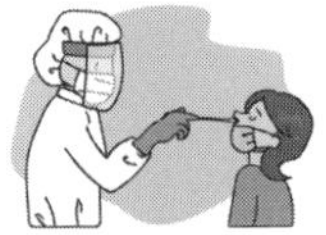

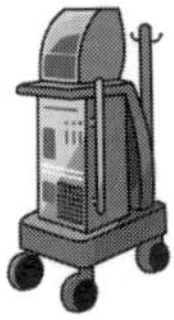

中等症Ⅱ

鼻に装着した管から高流量の酸素を入れる「ネーザルハイフロー」の活用推進

重症

人工呼吸器、体外式膜型人工肺（ECMO＝エクモ）の増産・確保に尽力

臨時医療施設、宿泊療養施設、酸素ステーション、専用病床などを確保

公明党は新型コロナウイルス感染症の流行が始まった初動の段階から、感染症などの専門家や医療の現場の声を聞きながら、感染拡大を防ぎ、患者の命を守る取り組みを展開。政府への提言や要請などを重ねた結果、感染の有無を調べる検査から、陽性になった場合の治療や療養に至るまでの基盤を構築することができました（上図参照、図の内容は2022年1月末時点）。

安全・迅速な検査体制を構築

■PCR検査に保険適用、自己負担分も公費で

新型コロナウイルスの流行が始まった当初、症状があっても、感染の有無を調べるPCR検査がなかなか実施できないという課題が出てきました。当時は、受診先で検査が必要とされた場合、保健所を通じて、各都道府県の地方衛生研究所などに依頼し、患者から採取した検体を持ち込む「行政検査」のルートだけだったからです。

そこで公明党は2020年2月26日の衆院予算委員会での伊藤渉氏の質問や、翌27日に菅義偉官房長官（当時）へ提出した緊急提言で、新型コロナ感染症疑いの患者へのPCR検査を迅速に行えるようにするために、民間による検査を「質を担保した上で拡大し、検査体制を充実させるために保険適用を速やかに実施するべきだ」と提案。3月3日の参院予算委員会での西田実仁氏の質問に対し、当時の稲津久・厚生労働副大臣（公明党）が「今週中にはPCR検査に保険適用する」と表明し、3月6日から適用となりました。

また、PCR検査の保険適用の際、患者の自己負担分について、3月3日の質問で西田氏が「全額公費で賄うべきだ」と訴えたのに対し、稲津副大臣が「保険適用については、行政検査と同様の趣旨で行われることを踏まえ、（自己負担分を）公費負担とする方向で進める」と答弁。その結果、保険適用後の自己負担分も公費

負担となり、ＰＣＲ検査を受けた人の負担が生じない仕組みとなりました。

さらに、公明党は20年5月1日に加藤勝信厚労相（当時）に提出した提言で、感染の恐れが高い耳鼻科・呼吸器科・循環器科などの領域の手術や検査、手技、救急搬送の際に、感染の有無を調べるＰＣＲ検査などを患者に行う必要があると医師が判断した場合は「全て保険適用に」と要望。簡易な抗原検査などの保険適用も求めました。その結果、医師の判断で行われるＰＣＲ検査は無症状の場合でも保険適用となりました。抗原定量・定性検査も順次、保険適用となりました。

公明党は、里帰り出産を受け入れる病院の院長や、感染の不安を訴える妊婦の声を受け、分《ぶん》娩《べん》前のＰＣＲ検査の実施も主張し、実現しました。20年5月22日の衆院厚労委員会での高木美智代氏の質問に対し、厚労相が「本人が希望する場合、分娩前のＰＣＲ検査を実施する」と答弁。20年度第2次補正予算に「妊産婦総合対策事業」が盛り込まれ、分娩前のＰＣＲ検査費用が全額補助されることになりました。

■唾液でのＰＣＲ検査を提案、実現

全国各地では、無症状者へのモニタリング検査や高齢者施設の従事者への集中的・定期的な検査などが幅広く実施されるようになりましたが、こうした検査が可能になった背景には、本人が容器に入れるだけで安全・簡便に採取できる唾液を検体にしたＰＣＲ検査が主流になったことがあります。これは公明党が初めて国会で提案し、実現したものです。

検体の採取は当初、鼻や喉の奥に綿棒を入れて粘液を採取する方式だったため、採取者が飛沫を浴びて感染するリスクが高くなっていました。そうした中、長崎港に停泊中のクルーズ船で20年4月に発生した集団感染の対応に当たっていた長崎大学の河野茂学長から「乗員らに唾液による検査も行ったところ、鼻粘液よりもウイルスを敏感に測定できた」と、医師でもある秋野公造参院議員に伝えられました。

これらを踏まえ、同年5月11日の衆院予算委員会で高木美智代氏が、唾液によるPCR検査に保険を適用して広く実施するよう提案。厚労相から、精度が確認されれば「積極的に展開したい」との答弁を引き出し、厚労省は同年6月から唾液検体の使用を認めました。

■検疫所では簡便で質の高い抗原定量検査

唾液検体は、空港などでの検疫《けんえき》施設で実施される抗原定量検査にも活用されています。当

都道府県の判断で無症状者にも無料検査

公明党は2021年10月31日投開票の衆院選で、PCR検査能力を大幅に増やし、陽性判定後、すぐに治療薬を使って重症化しないように万全の体制を構築することを訴えました。

また、ワクチン接種済証や検査での陰性証明を確認することで、観光や飲食、イベント参加などの行動制限を緩和するに当たっては、健康上の理由などでワクチン接種を受けられない人の検査の無料化を繰り返し政府に働き掛けてきました。

その結果、政府が同年11月12日に決定した感染〝第6波〟に備えた対策の全体像では、感染拡大時には都道府県の判断によ

初、検疫施設では時間と手間がかかるＰＣＲ検査しか手段がない状態でした。

公明党は、そうした状況を早く脱却するため、迅速・簡便で質の高い抗原定量検査の導入を訴え、実現しました。

国は、感染の有無のみを簡易キットなどで判定する「定性検査」にこだわっていましたが、検体中の抗原（ウイルス特有のタンパク質）の量を調べる「定量検査」で正確な判断を行うよう求める公明党の提案を反映する形で、20年7月29日から空港での検疫による検査方法が、原則として唾液を用いた抗原定量検査に一元化されました。

唾液による抗原定量検査は、それまで行われていた、鼻の奥の粘液を綿棒で拭《ぬぐ》い取った検体によるＰＣＲ検査よりも簡便になり、検疫官の負担軽減につながりました。

り、感染の不安がある無症状者に対し検査を無料とできるよう支援することが明記されました。

さらに、都道府県が、健康上の理由などによりワクチン接種を受けられない人を対象として、社会経済活動を行う際の検査を22年3月末まで予約不要、無料とできるよう支援を行う方針も示されました。

治療薬の確保・活用へ政府動かす

■国内初の治療薬「レムデシビル」の早期承認を後押し

公明党は、コロナ禍収束へ治療薬の確保や活用をリードしてきました。

公明党がいち早く活用を訴え、2020年5月に新型コロナウイルス感染症の国内初の治療薬として特例承認されたのが「レムデシビル」です。エボラ出血熱治験薬を転用した抗ウイルス薬である同薬については、同年3月の参院予算委員会で秋野公造氏が、効果を示す分析結果を踏まえて「(治療薬の)候補に入れて使ってもらうことが重要だ」と提案し、当時の稲津久・厚生労働副大臣(公明党)が、国際共同治験を進める方針を表明。この結果、特例承認に至ったのです。

その後、新型コロナへの感染による肺炎に対してレムデシビルとステロイド剤を併用するなどの治療法が確立され、重症化や死亡を防ぐ効果を発揮しています。20年2~4月のコロナ感染による死亡率は5%超でしたが、21年6~8月は1%未満にまで下がりました。

また、21年夏から秋にかけてデルタ株が流行し急速に感染者が増えた〝第5波〟の際には、公明党の提案を受け、酸素ステーションなどの臨時医療施設でも、レムデシビルが投与できるとの見解が政府から明確に示されました。

21年8月25日の衆院厚労委員会で、酸素ステーションを巡り公明党の高木美智代氏は「酸素吸入だけでなく、治療に着手できなければ重症化は防げない。レムデシビルを使えるようにすべきだ」と提案。田村憲久厚労相（当時）は「酸素ステーションなどでレムデシビルを使うのは非常に重要だ」との認識を示し、医師・看護師が対応できる臨時の医療施設でレムデシビルが使用可能であることを周知する方針を表明しました。

さらに厚労省は22年1月28日、レムデシビルについて、重症化の危険が高い軽症患者にも用いることを認めると表明しました。

■「抗体カクテル療法」、外来・往診で実施可能に

デルタ株による感染〝第5波〟の際に、感染者の重症化を防ぐ高い効果を発揮したのが、21年7月に承認された「抗体カクテル療法」です。東京都の分析（同年9月3日時点）によると、同療法を受けてから14日以上経過した420人のうち、400人（95・2％）の症状が改善しました。同療法を外来や往診も含めて広く実施する体制の構築を早い段階から強力に推進したのが公明党です。

同療法は、7月19日に特例承認された抗体医薬品2種から成る新薬・ロナプリーブを発症から原則7日以内に点滴で投与します。投与対象は、基礎疾患など重症化リスクがある軽症・中等症患者（酸素投与を必要とする人を除く）です（21年11月に予防目的での投与も特例承認）。

当初は、ごくまれに起こる副反応に対応するため、投与は入院患者に限られていました。

しかし、新規感染者が急増し病床が逼迫《ひっぱく》する地域では、同療法の対象となる軽症・中等症患者が入院できない事態が生じていたため、公明党の山口那津男代表が21年8月3日、菅義偉首相（当時）との会談で「点滴を行える場所、機

会を工夫し、有効に生かせるようにしてもらいたい」と要請しました。

同日には、公明党の高木美智代衆院議員と秋野公造参院議員が日本呼吸器学会の緊急ウェブ会議の議論に参加。そこでの〝早期治療を行うには外来でも投与を可能にすべきだ〟といった医療現場の要請を踏まえ、翌4日の衆院厚労委員会で高木氏が、日帰り入院や宿泊・自宅療養者の往診での使用を可能とする投与対象の拡大を政府に迫りました。

さらに、党対策本部が8月20日、当時の加藤勝信官房長官に外来も含めた投与の体制拡充を要請するなど、政府に同療法の活用拡大を繰り返し働き掛けました。

その結果、同25日には、衆院厚労委員会で田村厚労相が高木氏の質問に対し、外来投与も認める方針を表明し、一定の要件を満たした医療機関の外来での投与がスタート。党の地方議員が尽力し、東京都や大阪府、北海道などでは、臨時の医療施設（宿泊療養施設など）でも実施されるようになりました。

さらに9月2日には、山口代表が菅首相との会談で、政府として同療法が現場でどう進んでいるかをフォローアップしていく必要性を訴え、投与機会の拡大を進めることを確認しました。これも踏まえ菅首相は同15日、自宅療養者の往診での使用を可能とするよう検討を指示。同17日には厚労省が、副作用や病態悪化への対応などで一定の要件を満たした場合は、往診での使用を認める事務連絡を出し、往診時の投与が始まりました。

一連の公明党の尽力に対し、日本呼吸器学会代議員で日本赤十字社医療センター呼吸器内科部長の出雲雄大《たけひろ》医師は「早期治療の道を公明党が開いたと言っても過言ではない」（別掲78ページ）と評価する声を寄せています。

■「抗体カクテル」、予防目的も可能に

「抗体カクテル療法」を巡っては、公明党と日本腎代替療法医療専門職推進協会など4団体が21年9月2日、当時の山本博司・厚労副大臣（公明党）に対し、透析患者への早期かつ確実な投与を推奨するよう要望。これも踏まえ、厚労省は同年11月5日、「抗体カクテル療法」に使う治療薬「ロナプリーブ」の発症予防目的での使用について特例承認しました。

発症予防目的で投与できるのは、①コロナ患者の同居家族など常時生活を共にする濃厚接触者や無症状感染者②コロナの重症化リスクがある③ワクチンの接種歴がないか、効果が不十分と考えられる――の3条件を全て満たした場合に限定。予防の場合、従来の点滴投与に加えて注射器による皮下投与も認められました。

新型コロナに感染した人口透析患者の致死率は約3割とされ、早期の投与が欠かせません。発症前の予防目的の投与が可能になることは、透析患者らの命を守ることにつながる朗報になりました。

■飲み薬の確保・開発を後押し

公明党は、ワクチンと同様、飲み薬（経口治療薬）も各国の争奪戦が激化することを想定し、開発に携わる長崎大学や塩野義製薬などと意見交換しながら、早期実用化から確保までを強く後押ししてきました。レムデシビルや抗体カクテル療法は点滴薬ですが、飲み薬があれば患者は手軽に自宅などで服用でき、医療現場の負担も減るからです。

21年9月24日には、党として加藤官房長官に対し、国内外で開発中の飲み薬について、明確な効果が認められるものは、実用化された際に

迅速に確保できるようにするべきだと提案。中でも国産品の確保に取り組むよう要請しました。加藤官房長官は飲み薬の確保について「抜かりなくやりたい」と述べました。

その結果、政府が同年11月12日に決定した感染〝第6波〟に備えた対策の全体像には、飲み薬の確保・開発についての方針が表明されました。それによると、政府は、薬事承認されれば▽21年内に約20万回分▽21年度内に約40万回分――の計60万回分を確保し、医療現場に供給。さらに、中期的な感染拡大にも対応できるよう追加で約100万回分を確保します。また、国産の飲み薬を含む治療薬の開発費用として、1薬剤当たり最大約20億円を支援。重症化リスクのある軽症から中等症の患者が確実に治療を受けられるようにするため、複数の治療薬の確保に向けた企業との交渉も進めます。

同全体像で政府が確保するとした計160万回分は、米製薬大手メルクの飲み薬「モルヌピラビル」です。メルクと政府は21年11月10日、両社で供給合意に至ったことを発表。12月24日に特例承認され、全国に供給されています。重症化リスクの高い軽症・中等症患者に無料で届けられており、入院や死亡のリスクを約30％下げる効果があるとされます。

一方、米ファイザーの飲み薬「パキロビッドパック（国内販売名）」も22年2月10日に特例承認され、同14日から供給が開始しました。入院や死亡のリスクが約89％低下する試験結果が出ています。政府は同年中に200万人分を購入することで最終合意しています。

国産飲み薬の実用化に向けては公明党として21年4月、政府への緊急要望で、まずワクチンについて最終段階の臨床試験が完了する前の実用化を認める「条件付き早期承認制度」の活用を提案。22年2月7日の衆院予算委員会では、稲津久氏が国産飲み薬への適用を訴えました。安全性に配慮しつつ従来よりも審査期間を短縮できるからです。

これに対し、岸田文雄首相は「条件付き早期承認制度も含めて、あらゆる手法の活用を視野に迅速に審査したい」と答弁しました。

軽症・中等症者向けの飲み薬を開発している塩野義製薬は同25日、条件付き早期承認制度の適用を希望する承認申請を行いました。

■「ネーザルハイフロー」の活用推進

新型コロナへの感染による肺炎が悪化し、通常の酸素投与では不十分な場合に、鼻に装着した管から高流量の酸素を入れて重症化を防ぐ「ネーザルハイフロー（ＨＦＮＣ）」。このＨＦＮＣで使う機器を医療機関が配備する際、国の交付金を活用できることが明確になりました。

医療体制の充実をめざす公明党の訴えを受け、厚労省が21年11月24日付の事務連絡で都道府県に示しました。

全身麻酔を伴う人工呼吸と違い、患者が意識を保ったまま療養できるため、医療現場や患者の負担軽減が期待されるＨＦＮＣですが、これまでは、都道府県が国の新型コロナ感染症緊急包括支援交付金を受けて実施する医療機関の設備整備事業において、使用する機器が補助対象だと明示されていませんでした。このため、一部の自治体で交付金の活用が認められないケースがあったことから、厚労省は事務連絡で、補助対象に含まれることを明確化しました。

■人工呼吸器などの増産・確保に尽力

一方、人工呼吸器や、人工呼吸器では回復が困難な重度の患者の呼吸と循環機能を人工肺とポンプを使って代替する体外式膜型人工肺（ECMO＝エクモ）に関しては、党として20年4月3日に厚労省に増産・確保を要請。その結果、都道府県が地域の実情に応じて医療提供体制の整備に使える国の「緊急包括支援交付金」などを用いて人工呼吸器やECMOの整備ができるようになりました。

識者が語る

「抗体カクテル」外来投与、早期治療の道開いた

日本赤十字社医療センター呼吸器内科部長　出雲雄大氏

〈公明新聞2021年9月19日付〉

新型コロナウイルスに感染した軽症・中等症患者の症状改善に効果を上げている「抗体カクテル療法」。公明党の推進で外来での使用が可能になった。同療法の重要性や外来投与の意義について、コロナ医療の最前線で治療に当たる日本呼吸器学会代議員でCOVID―19診療expert　opinionワーキング委員会委員でもある日本赤十字社医療センターの出雲雄大《たけひろ》呼吸器内科部長に聞いた。

■軽症者に安心感、病床逼迫回避も

――抗体カクテル療法が導入された意義は。

比較的症状が軽い早期の段階で、基礎疾患などの重症化リスクのある患者に対し、承認された治療薬が使用できるようになったことが大き

い。以前は重症・中等症患者への治療しかなく、早期に発見できても病状が悪くならないと治療できなかった。軽症患者については、自宅などで待機してもらうしかないのが実情だった。

病状が重くなってからの治療だと、どうしても治療効果が出ない患者もいる。また、重症患者が増えれば入院医療機関は圧迫される。感染者が急増した2021年8月、東京都では集中治療室が足りない状況に陥った。抗体カクテル療法は、病床逼迫を回避し、冬場の〝第6波〟に備える意味でも必要な治療だ。

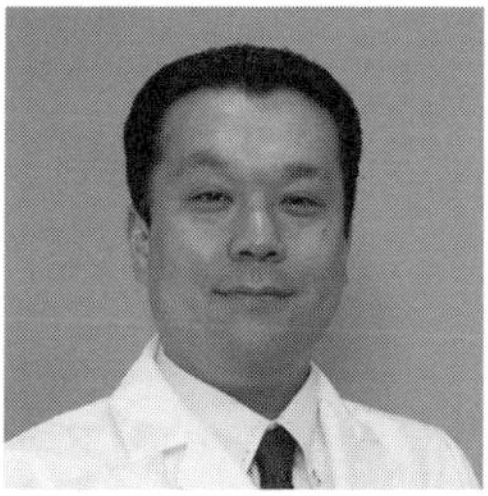

——21年7月に承認された際は、入院患者への投与に限られていた。

投与後の副反応に対応するためというのが理由だったが、感染が急拡大した東京都などでは入院病床の確保が困難だった。早期治療を行うには外来でも投与を可能にするべきだと、私も医療の専門家としてメディアなどを通して声を上げたが、国の動きは一向に見られなかった。

そうした時、つてをたどる中で公明党の高木美智代衆院議員、医師でもある秋野公造参院議員を紹介され、8月3日に開かれた日本呼吸器学会の緊急ウェブ会議に参加してもらった。議論にも参加していただき要望を伝えたところ、翌4日の国会質問で高木氏が、治療の対象を広げるよう訴えてくれた。

公明党の主張により、同25日には国が外来での投与を認める方針を示し、東京都もすぐに動いた。早期治療の道を公明党が開いたと言っても過言ではない。

患者にとっても、外来で治療を受けて自宅に戻った場合、これまでの自宅待機とは違い、効果のある治療を受けたという安心感もある。

識者が語る

医療現場を重視した政策を迅速に実行

長崎大学大学院教授　迎　寛氏

〈公明新聞２０２１年10月24日付〉

新型コロナウイルス感染症との闘いが続く中、医療現場では公明党の役割をどう見ているか。日本感染症学会理事でコロナ感染症の治療指針作成に携わる長崎大学大学院の迎《むかえ》寛教授（呼吸器内科）に聞いた。

——公明党をどう見ているか。

コロナ医療に関して公明党は、医師でもある秋野公造参院議員を中心に専門家らの意見を集約し、現場を重視した政策を迅速に政府へ提案している。その多くが実現されており、国民に大きく貢献していると理解している。

ワクチンに関していえば、海外に後れを取っているとの批判があるが、今や日本の接種率は世界でトップクラスだ。短期間でここまで押し上げられたのは、政府・与党の努力があったからにほかならない。

２０２１年夏の感染〝第5波〟では、感染力の強い変異株が、ワクチン未接種の若年層や中高年層に広がった。このため感染者の総数は増えたが、与党の推進で優先接種が進んだ高齢者の割合は減少し、入院や致死率も高齢者では低く抑えられた。

■公明、飲み薬の確保へ政府動かす

——治療については。

軽症者向けの抗体カクテル療法では、日本呼

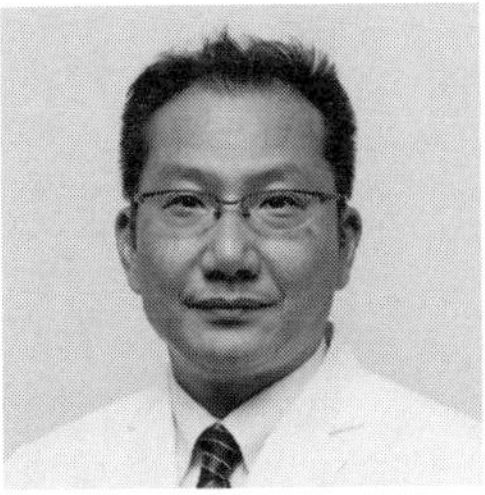

吸器学会など3学会の政府要望に加えて公明党の提言もあり、外来や往診での使用が認められた。東京都などの都市部で入院できない軽症者に使えるようになり、第5波の後半で活躍した。ただ、薬を点滴で投与し、副作用観察も必要となるため、医療スタッフに負担がかかる。

このため経口薬（飲み薬）の実用化が待ち望まれている。陽性の診断後すぐに内服して早期の段階で回復すれば、医療側の負担が大幅に減る。また、米メルク社や日本の塩野義製薬が開発中の飲み薬によって陽性者から排出されるウイルス量を減らせれば、第5波で問題になった家庭内感染を減らすことも期待できる。

患者側、医療側ともに大きなメリットのある飲み薬について、私が21年9月22日に公明党の会合で説明したところ、同24日に公明党は一定量を国費で買い上げることを政府に提案し、当時の官房長官が「抜かりなくやりたい」と返答した。この流れの中で新政権も飲み薬の年内実用化に意欲を示している。公明党の迅速な行動が後押しになったのではないか。

――公明党への期待は。

素早い対応が求められる緊急時にあって、現場の声をすぐに政府へ届ける現在の対応を継続してほしい。

今後は、次の感染症の流行も念頭に置いたワクチンや治療薬の開発・生産体制に加え、医療提供体制を整備する必要がある。感染症や呼吸器の専門医の養成を進め、保健師の確保策など検討するべきことは多い。

公明党には、こうした重要課題に対する政策を政府に提言し、これからも国民により良い医療を届けることに努めてもらいたい。

療養者の安心確保に全力

■パルスオキシメーターを全国配備

新型コロナウイルスに感染した人がホテルなどの宿泊施設や自宅などで療養する際に、重症化の兆候をいち早くつかみ、命を守る治療につなげるため、公明党は、血中酸素濃度を簡単に測定できるパルスオキシメーター〈注〉の活用をリード。一人の青年医師の声を受け国や自治体を動かし、全国での導入を実現しました。

新型コロナ感染症は、軽症であっても突然、顕著な自覚症状もないまま病状が悪化して重症化する傾向が見られ、処置が遅れて死に至るケースもあります。こうした重症化の兆しは血液中の酸素濃度（動脈血酸素飽和度）の変化に現れるため、それを指先の皮膚を通して測定するパルスオキシメーターで連続的に測ることで、悪化時にいち早く処置につなげることができます。

この〝命を守るための装置〟の活用を公明党が訴えるきっかけになったのは、2020年4月3日、最前線で治療に当たる青年医師から、療養時の活用の必要性を訴える声が寄せられたことでした。重く受け止めた党青年局長の三浦信祐参院議員は、医師の秋野公造参院議員や当時の稲津久・厚生労働副大臣（公明党）と連絡。秋野氏が呼吸器内科の専門家らの見解を聞いた上で、同6日の党会合で山口那津男代表が「重症化の目安が分かるパルスオキシメーターをホテルなどに常備し、医療機関に搬送できる態勢を併せて整えてもらいたい」と政府に要請しました。

厚労省は翌7日発表の「軽症者等の療養に関するQ＆A」でパルスオキシメーター活用の方針を示し、同14日には各都道府県で具体的に配備を進める事務連絡を出すとともに、産業界に増産・安定供給を要請しました。

自宅療養に関しても、公明党は20年5月13日の参院決算委員会で政府から「必要に応じて自治体などにおいても、ぜひ（自宅療養者の状態把握に）活用してもらいたい」との答弁を引き出しました。こうした国政での取り組みに呼応した公明党の地方議員の推進で、自宅療養で活用する自治体が増えていきました。

感染の〝第6波〟に備えた政府の対策でも、パルスオキシメーター活用をさらに進める方針が示されました。21年11月12日に決定した対策の全体像には、「症状の変化に迅速に対応して必要な医療につなげ、また、重症化を未然に防止する観点から、全ての自宅療養者にパルスオキシメーターを配付できるよう、総数で約69万個を確保する」と明記されました。

〈注〉パルスオキシメーター
指先の皮膚を通して動脈血酸素飽和度と脈拍数を測定する。酸素飽和度とは、心臓から全身に運ばれる血液（動脈血）の赤血球中のヘモグロビンのうち、酸素と結合しているヘモグロビンの割合。肺や心臓の病気で酸素を取り込む力が落ちると数値が下がる。

■自宅療養者の支援へ、保健所と市町村が情報共有

21年夏から秋にかけて新規感染者が急増した感染〝第5波〟などの際には、病床や宿泊療養施設が不足し、自宅での療養を余儀なくされる事態が発生しました。そうした中で、自宅療養

者に対する、食料品や生活必需品の提供などの生活支援が十分に行き届かないケースも少なくありませんでした。

その背景の一つには、感染者の状況を把握する保健所と、最も身近な住民サービスを提供する市町村の間で、自宅療養者の情報が共有されておらず、市町村による対応ができていないことがありました。自ら保健所を設置している政令市や中核市、東京特別区などとは違い、それ以外の市町村では、保健所を管轄しているのが都道府県のため、市町村に感染者の情報が届きにくくなっていたのです。

こうした現状を訴える公明党の地方議員の声を受け、21年8月25日の衆院厚労委員会で公明党の高木美智代氏は自宅療養者への支援に関して、「支援したくてもできないという自治体の声も聞いている」と指摘。自宅療養者に身近な市町村による支援を拡充させるため、保健所の多くを運営する都道府県と市町村の情報連携の強化や、市町村の役割の明確化に関する政府の方針を示し、各自治体に周知するよう迫り、田村憲久厚労相（当時）から「事務連絡を出して徹底したい」との答弁を引き出しました。

これを受け、厚労省は同日付で、都道府県に対し、市町村と連携して自宅療養者への食事提供などの生活支援を行うよう要請する事務連絡を発出。その上で、さらに踏み込む形で、都道府県に対し、支援実施に必要な自宅療養者の個人情報（氏名・住所など）を市町村に提供することを促す通知を9月6日付で発出しました。

この通知では、市町村が自宅療養者に食料品や生活必需品の提供などの生活支援を行うために必要な個人情報の提供について「一般的には、人の生命または身体保護のため、緊急の必要があるときの個人情報の提供と考えられる」との見解を表明。各都道府県で市町村への個人情報の提供を進めるため、「個人情報保護条例に定める個人情報の利用および提供制限の例外規定の適用の検討をお願いいたします」と明記しました。

その結果、保健所から市町村への自宅療養者の情報の提供が進み、21年12月3日付の読売新聞は「夏の第5波の段階では情報提供は15都道府県にとどまっていたが、11月末で36都道府県が『提供する』と答えた」との調査結果を報じました。

実績物語

重症化の兆候つかむ「パルスオキシメーター」

青年医師の声から実現、ホテル療養で活用

〈公明新聞２０２０年7月28日付〉

■国・地方の連携でスピード配備

軽症であっても、突然、急速に悪化する新型コロナウイルス感染症。いかに早く重症化の兆候をつかみ、適切に処置できるかが生死を分けるとされる。

〝命の危機〟を回避するため、公明党の提案で軽症・無症状者が療養するホテルなどに配備されているのが、指先に挟む小さなクリップ状の装置・パルスオキシメータ

ー【写真】だ。2020年7月24日付の読売新聞では、宿泊施設や自宅で療養する軽症者に「装着させる自治体が増えている」と報じられた。

公明党が配備を訴えたきっかけは、東京都内の感染症指定医療機関で奮闘する一人の青年医師の声。寄せられたのは、感染者の急増で病床確保が喫緊の課題となり、軽症者らのホテル療養へ検討や準備が進められていた同年4月3日のことだった。

＊

「症状悪化時には酸素飽和度の低下が見られる。パルスオキシメーターで連続的に計測すれば容易に把握できる。ぜひホテルに配備すべきだ」

治療の最前線からの訴えを、党青年局長の三浦信祐（参院議員）は重く受け止めた。すぐに医師で党医療制度委員長の秋野公造（同）と、公明党の衆院議員で厚生労働副大臣の稲津久と連絡を取る。秋野は、呼吸器内科の専門家らの見解を聞きながら、稲津と連携しつつ、国や自治体にどう配備を訴えるかについての考えをまとめ、党代表の山口那津男に進言。また、稲津は省内で導入に向けた検討を促した。

4月6日、党対策本部で山口は、出席していた厚労省幹部らに強く迫った。「重症化の目安が分かるパルスオキシメーターをホテルなどに常備し、医療機関に搬送できる態勢を併せて整えてもらいたい」と。

厚労省は翌7日、この訴えを反映した「軽症者等の療養に関するQ＆A」を発表。4月14日には各都道府県で具体的に配備を進める事務連絡を出した。自宅療養者に関しても、稲津が5月13日の参院決算委員会での秋野の質問に対し「必要に応じて自治

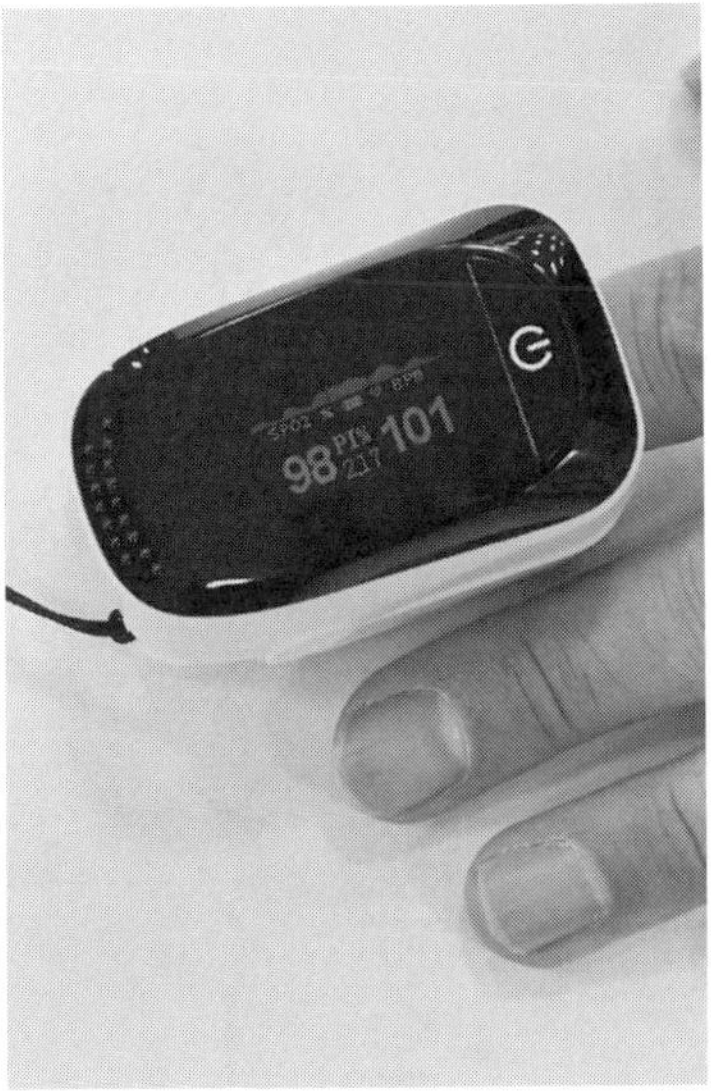

体などにおいても、ぜひ（自宅療養者の状態把握に）活用してもらいたい」と明言した。

＊

国政での動きに各地の公明議員もすぐに反応した。例えば、東京都議会公明党は4月10日、都知事の小池百合子にホテルなどへのパルスオキシメーターの配備を提言。同15日には都が補正予算案への計上を発表し、22日に成立した。これを受け都では現在、全ての療養者に配布し、朝夕に測定してもらい「悪化の傾向が見られれば、病院を受診してもらうなど早期の対応につなげている」（都保健政策部）という。

最初に公明党へ現場の声を訴えた青年医師は、驚きを持って語った。「公明党はスピード感がすごい。命を守るために大切なことをきちんと実現していける政党だと実感した」

（敬称略）

小さな声と、公明党

パルスオキシメーター

素早い行動に命守る真剣さ

〈公明新聞2021年8月19日付〉

血中酸素濃度を測り、コロナ患者の重症化の兆候をつかむ「パルスオキシメーター」。全国的な配備が進む背景には、最前線の医師の声を受け止めた公明党の働きがあった。

東京都板橋区の「ほりた内科・胃腸内視鏡クリニック」で院長を務める堀田伸勝さん（40）は、2021年3月まで都内の感染症指定医療機関に勤務していた。

コロナ患者の増加によって、感染症専門医だけでは対応が難しくなった20年2月、内科医ではあったが、「誰かがやらないと」という使命感」で医療機関のコロナ対応チームに加わった。

治療に当たる中で、強く印象に残ったのが、患者の急激な容体の悪化だった。普通に話せていた人が数時間後には重症化する。その間、血中の酸素濃度はどんどん下がっていった。

20年4月、青年医師らが参加するオンライン会議で、政府が軽症者のホテル療養を検討していることを聞き、「パルスオキシ

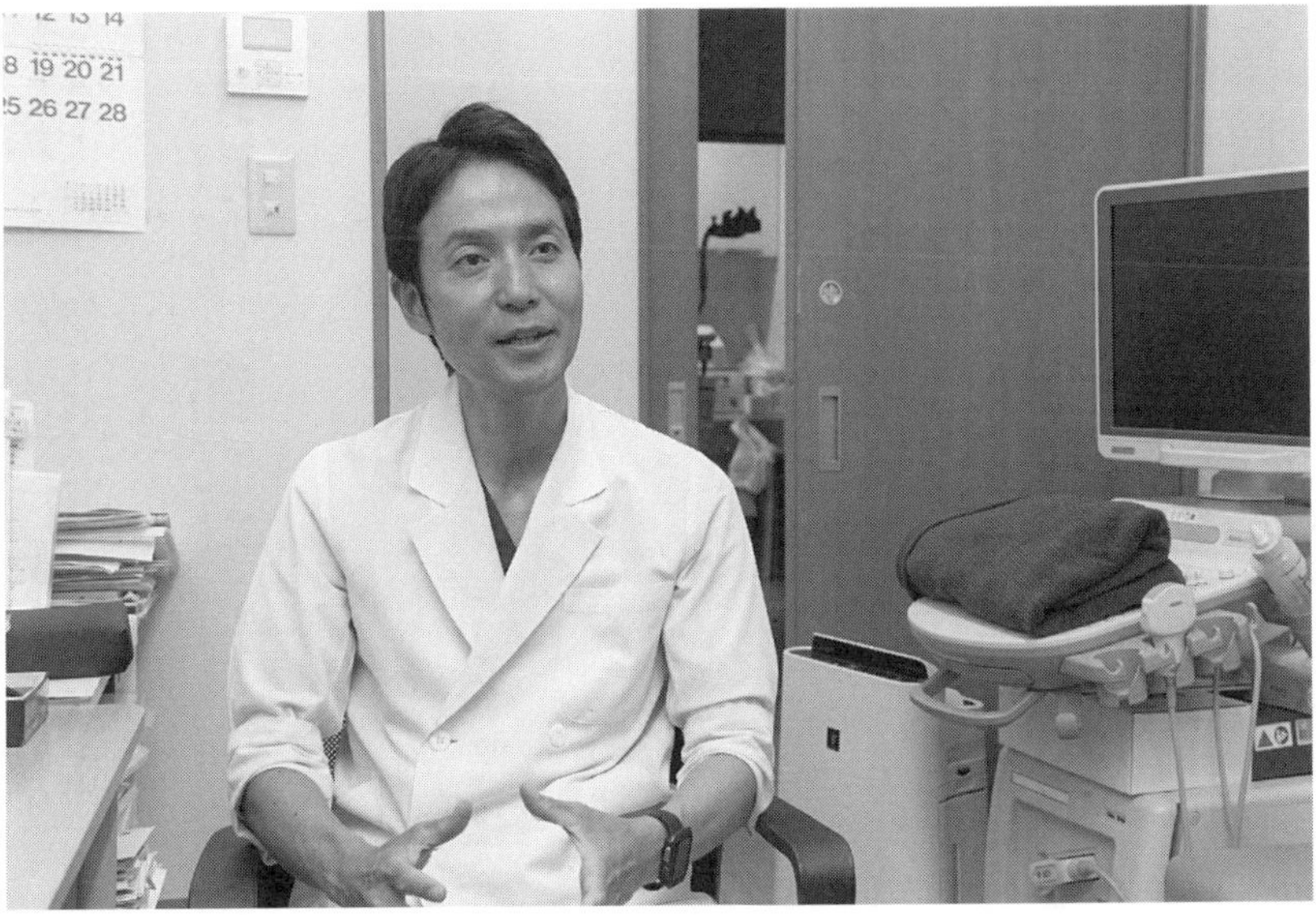

「現場の声を形にする熱意を感じた」と公明党の取り組みを語る堀田さん＝2021年８月16日　東京・板橋区

メーターを活用しては」と訴えた。提案は、その日のうちに公明党の国会議員の耳に届く。堀田さんが声を上げた４日後には、厚生労働省から全国の自治体にパルスオキシメーター配備の必要性が通達された。

堀田さんは、公明党のスピード感に「〝命を守る〟真剣さを感じた」という。

パルスオキシメーターは、宿泊・自宅療養者への配布など、全国の自治体で活用が進んでいる。堀田さんは語る。「コロナの収束が見えない中で、現場を知り、行動する公明党の力が、ますます求められています」

コロナ後遺症対策動き出す

東京都、都立など8病院に相談窓口

〈公明新聞2021年6月2日付〉

■認知度低く　リーフレットで啓発も

新型コロナウイルスに感染し、治療・療養を終えた後も長期間、倦怠《けんたい》感や味覚・嗅覚の異常などの後遺症に苦しむ人がいる。厚生労働省は調査研究を続けているが、実態把握へ原因究明や治療法の確立には至っていない。こうした中、東京都は、都議会公明党の推進により都立・公社病院に「コロナ後遺症相談窓口」を開設し、支援に動き出している。

後遺症相談窓口は、2021年3月30日に都立大塚病院（豊島区）に設置されたのを皮切りに、駒込（文京区）、多摩総合医療センター（府中市）、墨東（墨田区）の各都立病院にも順次開設された。都保健医療公社が運営する東部地域（葛飾区）、多摩南部地域（多摩市）、大久保（新宿区）、多摩北部医療センター（東村山市）の各病院にも設けられ、計8カ所で対応している。

新型コロナと診断されてから1、2カ月以上経過しても何らかの症状のある人が利用できる。看護師らが電話で相談に応じ、症状・体調を聞き取った上で、かかりつけ医や居住地近くの医療機関への受診を案内する。かかりつけ医がいない場合や重い症状の場合、都立・公社病院の外来受診にもつなげる。相談は無料で、病院ごとに窓口の電話番号や利用時間帯は異なる。

開設から5月14日までの約1カ月半で相談件数は337件に上る。「焦げ臭いにおいがずっとする」「何もしなくても体がぐったりする」など症状はさまざま。1人が複数の症状を訴えるケースもある。最も多いのは嗅覚異常の114件（全体の34％）。倦怠感が89件（同26％）、味覚異常が88件（同26％）と続く【グラフ参照】。

後遺症の主な症状（337件の相談から分析）

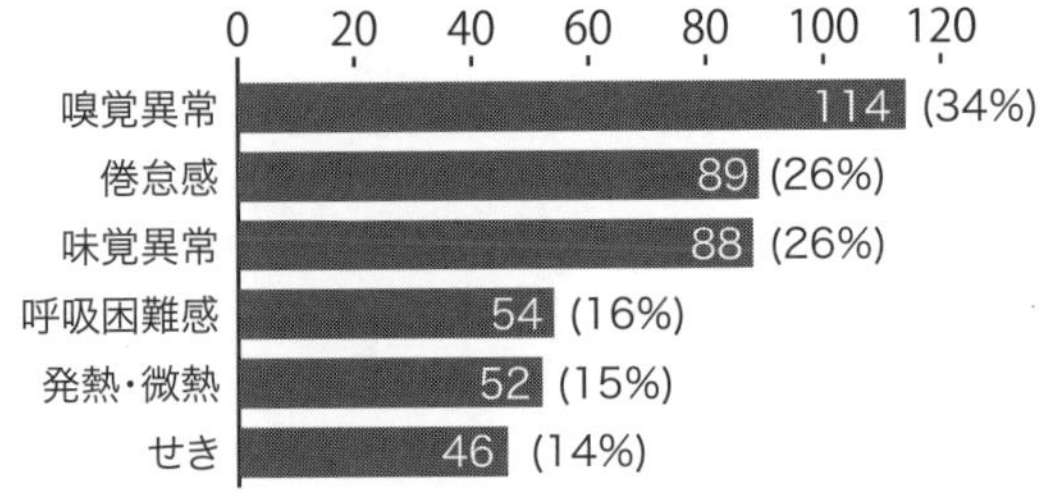

※1人の相談者が複数の症状を持つ場合がある。(　)は割合

■利用した人から「安心した」の声

電話相談の時間は平均15分程度だが、1時間近くになるケースもある。利用者には「後遺症のつらさが周囲に理解してもらえない。相談を通し、自分以外にも同じような症状の人がいると知って安心した」と話す人もいたという。都病院経営本部サービス推進部の宮川聡史・事業支援課長は「一人で不安や孤独感を感じながら後遺症に悩んでいる人は多い。寄り添う支援を続けたい」と説明する。

都は、後遺症の認知度が低い現状を踏まえ、周知啓発にも取り組む。入院や施設・自宅で療養する人向けに、後遺症の事例や相談窓口を紹介したリーフレットを作成し、5月から配布。6月下旬には一般向けのリーフレットを作成し、情報発信を強化する方針だ。

■都議会公明党が訴え実現

都議会公明党は、21年2月24日の都議会代表質問で、後遺症に苦しむ人の治療に従事してきた医師の声を紹介し、専用の相談窓口設置も含めた対策の必要性を強調。3月9日の予算特別委員会でも強く訴え、都側から3月中に「新たに後遺症相談窓口を設置する」との答弁を引き出していた。

■墨田区などでも独自の取り組み

独自支援に取り組む自治体は他にも出始めた。東京都墨田区は21年3月8日から後遺症相談センターを開設し、保健師4人が電話相談に対応している。

区の調査により、倦怠感や息苦しさなど後遺症の症状ごとに対応可能な医療機関も区内38カ

国に先んじた対応評価

ヒラハタクリニック　平畑光一院長

2020年3月からクリニック内に「新型コロナ後遺症外来」を開設し、1800人を超す診察をしてきました。

欧米では、新型コロナの後遺症に多額の予算を投じ、治療を含む対応を進めています。一方、日本は厚労省の研究にとどまり、一般の人はもちろん、医療関係者も認識が十分とは言えません。後遺症に苦しむ人が職場で解雇されたり、医療機関でも相手にされず、追い詰められるケースが相次いでいます。

私は都議会公明党にこうした実情を指摘してきました。都議会公明党が積極的に動

所あることが分かり、そのうち25カ所を区のホームページで公表。センターは、これらの医療機関への受診を案内する。

センターで受けた区民からの相談は4月26日時点で14件。これ以外に相談先に困り、九州や東北地方を含めた区外からの問い合わせも約60件あった。区保健所の西塚至所長は、「寄せられた相談は氷山の一角。自己判断で対応すれば悪化することもあり、早めに相談してほしい」と訴える。

静岡県の富士、静岡、富士宮の3市で運営する共立蒲原総合病院（富士市）は5月13日から後遺症外来を始めた。毎週木曜午後に4人まで診療する。予約制で、地域のかかりつけ医からの紹介が基本だ。

いたおかげで、東京都では国に先んじて相談窓口の設置が実現しました。公的機関による対応が進むきっかけになります。私が必要性を訴えていた周知啓発のリーフレットも、都議会公明党が議会質問で、都から初めて「作成する」との答弁を引き出してくれました。

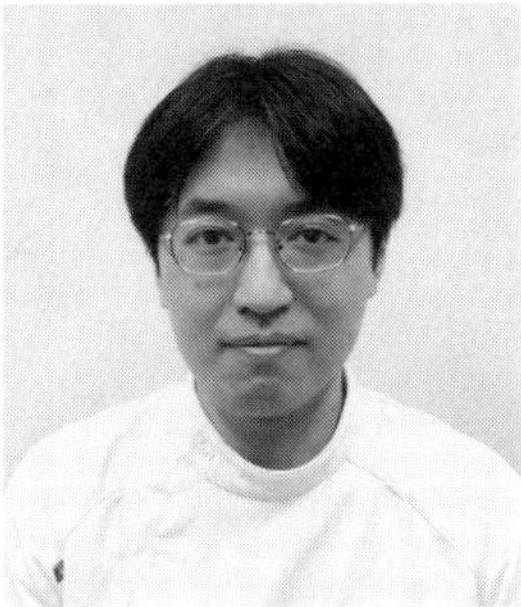

公明党は、国会議員も国会質問で相談体制の整備を求めてくれています。対策の充実を期待しています。

医療、介護・障がい福祉の従事者に慰労金

■公明の提案で対象を大幅拡大 交付金を拡充、全額国庫負担で実施

新型コロナウイルスへの感染の恐れに直面する中、医療や介護・障がい福祉サービスの従事者らは、使命感を持って業務に当たってきました。関係者の労に報いるため、公明党が推進し、2020年6月12日に成立した20年度第2次補正予算で、患者・利用者と接する従事者らに1人当たり5万～20万円の慰労金が支給されました。1次補正で創設した都道府県向けの「緊急包括支援交付金」を抜本的に拡充し、全額国庫負担で実施されました。

5月14日に安倍晋三首相（当時）が出した2次補正予算編成の指示では、柱の一つに医療分野への支援が掲げられましたが、介護や障がい福祉への言及はありませんでした。そうした中、公明党が提言を重ね、医療だけでなく、介護や障がい福祉の従事者にも慰労金が支給されることになりました。

慰労金の対象は、医療分野では医療従事者・職員ら。このうち、都道府県から役割を設定された▽重点医療機関▽帰国者・接触者外来設置医療機関▽PCR検査センター――などに勤める従事者らについては、実際に勤務先が感染症患者に診療などを行っていれば20万円、そうでなければ10万円が支給されました。

その他の病院や診療所、訪問看護ステーションなどの従事者らについては、勤務先が感染症の入院患者を受け入れていれば20万円、そうで

なければ5万円が支払われました。

介護・障がい福祉サービス分野では、感染症が発生した、または濃厚接触者に対応した施設・事業所に勤務していれば20万円、そうでなければ5万円が支給されました。

医療、介護・障がい福祉分野の慰労金

医療機関

都道府県から役割を設定された機関	感染症患者に対応	20万円
	上記以外	10万円
その他の病院など	入院患者を受け入れ	20万円
	上記以外	5万円

介護・障がい福祉サービス施設・事業所

感染症が発生または濃厚接触者に対応	20万円
上記以外	5万円

※厚生労働省資料を基に作成

緊急包括支援交付金は、都道府県による医療提供体制整備への支援が当初の目的でしたが、2次補正で使い道を拡大。1次補正の1490億円から大幅増となる2兆2370億円を計上し、慰労金の支給や介護・障がい福祉サービス施設の感染症対策といった事業にも使えるようにしました。2分の1だった補助率も地方負担をゼロにして、4月にさかのぼって適用しました。

公明党は5月7日、新型コロナウイルス感染症対策本部「介護・障がい福祉支援検討チーム」の里見隆治座長（参院議員）らが加藤勝信厚生労働相（当時）に対し、介護と障がい福祉の従事者への特別手当支給などを求める緊急提言を提出。同21日には、矢倉克夫青年委員長や三浦信祐青年局長、安江伸夫学生局長（いずれも参院議員）らが、党青年委が全国で展開した「ユーストークミーティング」で寄せられた声を踏まえ、菅義偉官房長官（当時）に対し、医療や介護などで働く特別手当の支給を提案しました。

さらに、翌22日に党対策本部が第2次補正予算案の編成に向けて菅官房長官へ申し入れた提言でも、医療や介護・障がい福祉サービスの従事者に応援金や特別手当を支給するよう提案。全額国庫負担の交付金も求めていました。

■障がい福祉の「地域生活支援」も支給対象に

障がい福祉サービスの従事者への慰労金に関しては、一人の声を受け止めた公明党の地方議員と国会議員の連携により、自治体主体で障がい者を支援する九つの「地域生活支援事業」を実施した事業所などの職員も支給対象となり、喜ばれました。

「私たちは慰労金の対象外になるようです」。20年6月初旬、埼玉県朝霞市で地域生活支援事業を担い、革工芸などで障がい者が働く場を提供する地域活動支援センター「ぱれっと」の原田敦史施設長が公明党の遠藤光博市議に伝えた一言が、党の取り組みの契機となりました。

厚労省が当初想定していた慰労金の対象とする事業は、障害者総合支援法と児童福祉法に基づき、全国一律で実施される障がい福祉サービスのみ。各自治体で、さまざまな支援が行われる地域生活支援事業は漏れていました。

遠藤市議はすぐに、当時、党障がい者福祉委員長だった山本博司参院議員と連携。山本氏は、全国各地で同様の事業者がコロナ禍の中でも大切な役割を担っていることを踏まえ、対象拡大を厚労省に掛け合いました。

「現場で責任を持って障がい者を支える苦労は変わらないはずだ」と、粘り強く折衝を重ねた結果、厚労省は「障がい福祉サービスに準じる」（障害福祉課）として、一部の地域生活支援事業を対象に加えることを決定。6月25日付で都道府県に通知した慰労金支給事業の実施要項に、同事業も対象として明記されました。

これを受け、対象となった地域生活支援事業に携わる人に対しても、感染症が発生または濃厚接触者に対応した事業所に勤務していれば20万円、そうでなければ5万円が支給されました。正規か非正規かを問わず、各都道府県における「コロナ患者1例目発生日または受け入れ日（新型コロナ関連のチャーター便などからコロナ患者を受け入れた日を含む）のいずれか早い日（岩手県は4月16日）」から6月30日までの間に、通算10日以上勤務した人が対象となりました。

対象となった地域生活支援事業

- 地域活動支援センター
- 盲人ホーム
- 移動支援事業
- 障害者相談支援事業
- 盲ろう者向け通訳・介助員派遣事業
- 日中一時支援
- 福祉ホーム
- 訪問入浴サービス
- 基幹相談支援

これらを実施した事業所などの職員が
慰労金の対象に

■「ネットワークの力に驚き」と関係者

原田施設長は、「当施設では、対象期間に働いたスタッフ6人全員が慰労金を受け取れることになりました。障がい者を身近に支える地域活動支援センターの取り組みが認められたようで、とてもうれしいです」「普段から付き合いのある公明党の市議が、私たちのような現場の小さな声を拾い上げ、党のネットワークの力で国を動かし、施策に具体的に反映してくれたことに、とても驚いています」と語っていました（公明新聞20年8月24日付）。

第3章　暮らし・雇用を守る！

1. 給付金

現場の声から各種給付金を実現

■「全ての人に10万円」の突破口開く

新型コロナウイルスの感染が広がった2020年以降、コロナ禍《か》から暮らしを守る各種給付金の支給が順次、実施されてきました。いずれも公明党が現場の声を受け、政府を動かして実現させたものです。

中でも、生活支援策として全ての人に1人当たり10万円を一律給付する特別定額給付金は、20年4月、山口那津男代表が当時の安倍晋三首相に直談判し、決断を促して実現への突破口を開きました。

当時、政府は減収世帯に1世帯当たり30万円を給付する支援策を予定していました。しかし、全国で新型コロナウイルスの感染が拡大し、外出自粛や休業要請など社会・経済に広く影響が出ている状況を受け、公明党は全ての人への給付が必要だと強く主張。この結果、すでに閣議決定されていた20年度第1次補正予算案を組み替える異例の対応で一律給付が実現し、識者からは「社会の分断をつくらない方向に導いた」（作家の佐藤優氏＝別掲106ページ）との評価が寄せられました。

また、20年度第1次補正予算には、新型コロ

公明党が実現させた主な給付金（2020年度決定分）

対　象	給付の内容	備　考
全ての人	1人一律10万円	20年度第1次補正予算の組み替えによる実施が20年4月に決定
児童手当受給世帯	子ども1人1万円	20年度第1次補正予算に計上
ひとり親世帯など	①子ども1人5万円（第2子以降は3万円加算）	20年6月に成立した20年度第2次補正予算に計上
	②同上	20年12月に再支給が決定、実施
	③子ども1人一律5万円（非課税世帯のふたり親も対象に）	21年3月に実施が決定。22年2月末までに生まれた子どもが対象
困窮学生	大学生など1人10万円（非課税世帯は20万円）	20年5月に予備費活用が閣議決定

ナウイルス感染拡大による臨時休校などで子育て世帯にも影響が広がっていることを踏まえた公明党の強力な推進で、0歳から中学生の子どもがいる児童手当受給世帯に対し、子ども1人当たり1万円の「臨時特別給付金」が設けられ、支給されました。

■ひとり親、困窮学生向けの支給も

公明党は、低所得のひとり親世帯や困窮《こんきゅう》する大学生など、コロナ禍の影響を、より受けやすい人への給付金も実現させてきました。

ひとり親世帯については、臨時休校で子どもの在宅時間が増えて食費や光熱費がかさむといった厳しい状況に直面する声を受け、20年6月に成立した20年度第2次補正予算で、児童扶養手当受給世帯などに5万円（第2子以降1人につき3万円加算）を支給するなどの支援策を実施。同年末には再支給も行われました。

さらにコロナ禍の長期化を踏まえ、21年に入って3回目の支給を実現。公明党の提案で、子ども1人につき一律5万円の給付に拡充されたほか、住民税非課税のふたり親世帯なども対象に加わりました。

困窮学生を巡っては、20年春、コロナ禍でアルバイト収入が激減した大学生らから「生活が苦しい」「休学や退学を考えざるを得ない」との切実な声が上がっていました。公明党は同年5月、他党に先駆けて給付金の創設を萩生田光一文部科学相（当時）に要請。一刻も早く支給を——との考えから、すでに成立していた20年度第1次補正予算の予備費の活用を求めた結果、党の要請から3週間で、予備費を使った1人当たり10万円（住民税非課税世帯は20万円）の給付金の支給を開始することができました。

■コロナ禍長期化踏まえ、さらなる給付

新型コロナウイルスの影響の長期化などに対応するため、政府が21年11月19日に閣議決定した経済対策（事業規模78兆9000億円）には、公明党が暮らしを広く下支えしようと政府に提言してきた新たな給付も盛り込まれました。これらに必要な経費の多くは、同年12月20日に成立した国の21年度補正予算に計上されました。

困窮世帯への支援では、所得が低い住民税非課税世帯（家計の急変で同世帯に相当する所得水準になった場合も含む）に1世帯当たり現金10万円を支給。生活が苦しい大学生や専門学校生らを対象に、学びを継続するための「緊急給付金」10万円の支給も決まりました。

■子育て世帯に10万円相当

長引くコロナ禍の影響が子育て世帯にも及ぶ中、未来を担う子どもたちを力強く応援するため、公明党が提案し21年度補正予算で実現したのが、18歳以下（高校3年生まで）への1人当たり10万円相当の給付です。対象は約1800万人。多くの自治体で21年の年末から22年の年

始にかけて、支給が開始されました。

給付方法は、自治体の判断で、10万円を全額現金で給付したり、現金5万円を先行して支給し追加でクーポン券を5万円分発行したりして実施します。

対象は、03年4月2日から22年3月31日までに生まれた子どもを養育し、所得が児童手当（特例給付を除く）を受給できる水準の世帯です。父母らのほか、里親や障害児入所施設などの設置者が受け取れます。高校生世代や21年10月1日以降に生まれた児童の保護者は原則申請が必要です。

この子育て世帯に対する10万円相当の給付に対しては、マスコミ報道などで批判の声も上がりましたが、次第に理解が広がり、日本経済新聞の21年12月24～26日の世論調査では、この給付を全体として「評価する」が57％に上りました。同18日に毎日新聞などが実施した調査でも「給付自体に反対だ」は25％にとどまりました。

認定NPO法人フローレンスの駒崎弘樹代表理事は「コロナ禍が子育てに大きなダメージを与えていると感じます。特に家計が厳しいひとり親からは、『1日の食事がパン1袋』との声も聞かれました。18歳以下の子どもを対象に1人当たり10万円相当を給付する政策は、そういった人たちの負担を軽減し、子育てしやすい社会をつくるという点で素晴らしいと思います」（公明新聞21年12月5日付）と述べています。

2021年度補正予算（21年12月成立）に公明党の主張で盛り込まれた主な給付金

対　象	給付の内容	備　考
住民税非課税世帯	1世帯10万円	家計が急変し住民税非課税世帯に相当する所得水準になった場合も対象
困窮学生	大学生など1人10万円	給付型奨学金の受給者や大学が本人の経済的状況を踏まえて推薦した人に支給
子育て世帯	18歳以下（高校生まで）1人10万円相当	5万円をクーポン券で支給の自治体も。対象は、所得が児童手当（特例給付除く）を受給できる水準の世帯

一律10万円の特別定額給付金

山口代表の直談判で首相決断

〈公明新聞2020年6月27日付〉

■「社会の分断」防ぐ役割果たす

2020年4月15日午前、首相官邸。この日、公明党代表の山口那津男の表情は、鬼気迫るものがあった。「所得制限なしで1人10万円の一律給付をスピーディーに行う対応こそ国民から支持されるに間違いない。決断してもらいたい」。首相の安倍晋三と向き合った山口は、20年度第1次補正予算案に10万円一律給付を盛り込むよう単刀直入に訴えた。

山口が強い決意で首相に政治決断を迫ったのは、新型コロナウイルスの拡大という国難を乗り越えるには、全ての人に10万円一律給付を実施し、協力を得るしかないと腹をくくったからだ。

国内では3月から4月にかけて感染が急拡大し、政府は4月7日、7都府県を対象に緊急事態宣言を発令。人との接触8割減などで国民生活は一変し、そのあおりと休業要請で事業者も苦境に立たされていた。

もはや事態は一刻の猶予も許されない。

だが、すでに1次補正予算案は閣議決定済み。生活支援策として減収世帯を対象とした1世帯当たり30万円給付が盛り込まれて

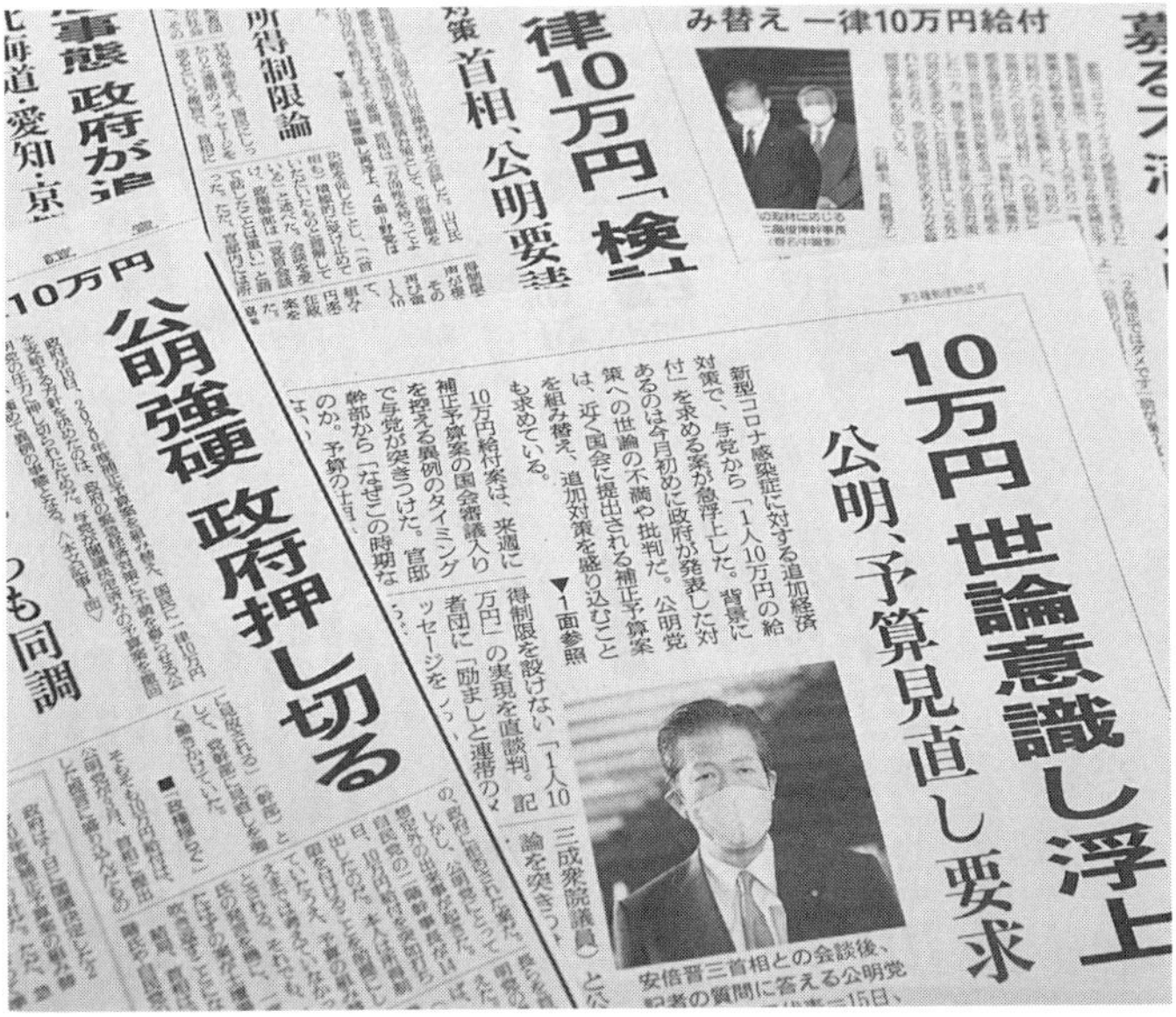
10万円 世論意識し浮上
公明、予算見直し要求
公明強硬 政府押し切る
律10万円「検討」
首相、公明要請
み替え 一律10万円給付
所得制限論

マスコミ各紙は10万円一律給付を巡る公明党の動きを大きく取り上げた

いた。「与党が閣議決定済みの予算案を撤回させれば、極めて異例の事態」（20年4月17日付「読売」）と見られかねない。

それでも、山口には絶対に譲れない理由があった。政府が1次補正予算案を決定したのは、緊急事態宣言の発令前。「宣言が出されてからの国民の苦しみや影響を政治が敏感に受け止めなければならない。30万円給付で国民の支持が得られるのか」

この思いから山口は4月15日午後、首相との電話で1次補正予算案を見直し、対象が限られ、自治体の事務負担も大きい30万円給付を取りやめた上で、10万円一律給付を実施するよう改めて要請。首相は「自公の政務調査会長で議論をまとめてほしい」と応じた。その後、自公両党の幹事長、政調会長は3回にわたって協議を続けたが、交渉は難航し、結論は出なかった。

翌16日。事態を打開しようと山口は電話で再び首相に「2次補正予算の編成を待っていては手遅れになる。今、決断すれば、1次補正予算の月内成立に間に合い、早い支給が可能だ」と直談判。そして、同日午後、ついに事態は動き出す。

その時、首相は電話で山口に語った。「10万円を所得制限なしで一律に給付する方向性だ」。同宣言の全国展開に伴う国民の協力に向け、1次補正予算で10万円一律給付を実施するという首相の英断だった。

危機克服へ国民の〝連帯〟の意義も込められた10万円一律給付。この観点から公明党の奮闘には「社会の分断をつくらない方向に導いた」(作家の佐藤優氏)との評価も得た。16日夜、首相は山口に語り掛けた。「与党がさらに結束する良いきっかけになった」

(敬称略)

識者が語る

「社会の分断」つくらぬ制度

作家　**佐藤優氏**

〈公明新聞2020年5月6日付〉

■人間主義の真価を発揮

10万円の「一律給付」を高く評価している。この政策は、大衆の心が分かる公明党が主導的役割を果たさなければなし得なかった。

所得が激減した世帯に30万円を給付する当初の政府案は、制度も複雑で、給付金を受け取れる人とそうでない人で分断が生じる。経済的に

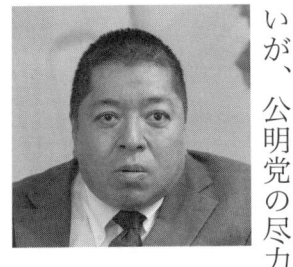

厳しい立場に置かれている人は、情報弱者でもある。いくら簡易な手続きにしても、資格がありながら受給できない人も出ていたはずだ。

だから公明党は、新型コロナウイルスによる感染者が増えている危機的な状況において、社会の分断をつくらない方向に導いた。もし、一律給付という形でなかったならば、日本社会は大変な状態になっていただろう。これは、正しく評価されなければならない。

軽減税率の導入もそうだったが、社会に分断をつくらないことは、公明党の一貫した考え方だ。その意味で、人数的には少ないかもしれないが、公明党の尽力で無戸籍者や在日外国人にも支給される制度設計になったことも素晴らしい。

なぜ、公明党に政府の政策を動かすことができたのか。それは、全ての人の生命を大切にする、ただの一人も取りこぼさないという「生命尊重」「人間主義」の価値観を公明党が持っているからである。その精神があるからこそ、重要な局面において、本当に価値あることが創造できるのだ。

一部報道にあるように、首相が選挙協力に配慮し、公明党の主張をのんだという皮相的な見方をすべきではない。大衆、民衆に基盤を置く公明党の主張が正しいと認めたから、首相は大胆な政策転換を行ったのである。君子豹変という言葉は本来、間違いをすぐに改められるということ。公明党を通じた大衆と民衆の力が首相を動かしたのだ。

この疫病という危機を克服するには、大衆政党である公明党に頑張ってもらうしかない。もし公明党に問題があるとすれば、自己の能力の過小評価だ。正しい価値観を持っている政党として、今の政治姿勢を堂々と貫き、今こそ「人間主義」「中道主義」の真価を一段と発揮してもらいたい。

ひとり親支援

届いたSOS。心強い味方

〈公明新聞2021年8月20日付〉

「限界の限界です」――。2021年1月、埼玉県内のシングルマザーの女性（51）は、医師からそう告げられた。診断結果は過度な精神的ストレスからくる適応障害。長年、悩み続けていた職場の人間関係に加え、コロナ禍によるシフト削減が不安に追い打ちを掛けていた。

高校受験を控えた子どもを抱え、「今年が勝負」と新年を迎えた矢先だった。外出もできないほど症状は悪化し、2月から休職を余儀なくされた。非正規雇用のため、この間の収入はゼロ。「あの時はとても怖かった」

強い覚悟で選んだシングルマザーの道。「弱いところは見せられない」と自分に言い聞かせ、誰にも相談せず、無理を重ねてきた。やっとの思いでSOSを届けた先は、地元の公明党の女性市議。涙ながらに今の窮状《きゅうじょう》を議員に話した。

女性市議は、すぐに動く。共同募金による生活困窮世帯への援護金や、子ども食堂の食品無償提供の支援につなげた。国政では3月、公明党の推進で、所得の低い子育て世帯に子ども1人当たり5万円の特別給付金が実現した。コロナ禍の長期化を踏まえた緊急支援策で、女性は「本当に助かった」と話す。

「公明党は弱い立場の人の味方。『一人じゃないよ』って励まされた」

職場の環境も改善され、女性は4月に復職を果たしている。「来年の春は笑顔で迎えたい」。母の目に決意が光った。

実績物語

困窮学生に最大20万円

休・退学断じて防ぐ！　一刻も早い支給へ予備費活用

〈公明新聞２０２０年7月16日付〉

「先ほど閣議で『学生支援緊急給付金』の創設を決定しました」――。２０２０年5月19日、文部科学相の萩生田光一は、新型コロナウイルスの感染拡大に伴うアルバイト収入の激減で困窮する大学生などへの支援策を発表した。約43万人を対象に、1人20万円または10万円を支給する内容だ。突破口を開いたのは公明党の緊急提言だった。幹事長の斉藤鉄夫と文科部会長の浮島智子（衆院議員）が5月8日、他党に先駆けて給付金創設を萩生田に要請。ここから政府や与野党による検討が一気に進み、閣議決定につながったのだ。

緊急提言の背景には「コロナ禍で収入が減り、生活が苦しい」「休学や退学を考えざるを得ない」といった学生たちの切実な声があった。公明議員は、青年委員会によるオンラインでの「ユーストークミーティング」などを通して一人一人の窮状を聴いていた。

「学業を断念して夢を諦《あきら》めるようなことは、断じて防がなければならない！」。この思いを胸に、公明党は、浮島や学生局長の安江伸夫（参院議員）らが4月20日と5月1日に萩生田を訪ね、支援強化を重ねて申し入れるなど、政府が財源確保も含めて本腰を入れて迅速に取り組むよう、党を挙げて粘り強く働き掛けた。

これに呼応したのが首相の安倍晋三だった。5月4日の記者会見で学生支援に言及したのだ。「与党における検討を踏まえ、速やかに追加的な対策を講じる」

公明党は即座に、収入減に対応する給付金の具体化へ作業を進めた。苦境にある学生に一刻も早く支給を——との考えから、新たな補正予算の編成ではなく、すでに4月末に成立していた20年度第1次補正予算の予備費を活用するよう求める緊急提言を作成。大型連休が明けてすぐの5月8日に提出した。

■「今は〝通常〟時でない」と説得、政府動かす

闘いはさらに続いた。党代表の山口那津男は安倍との電話会談で、学生支援の早期

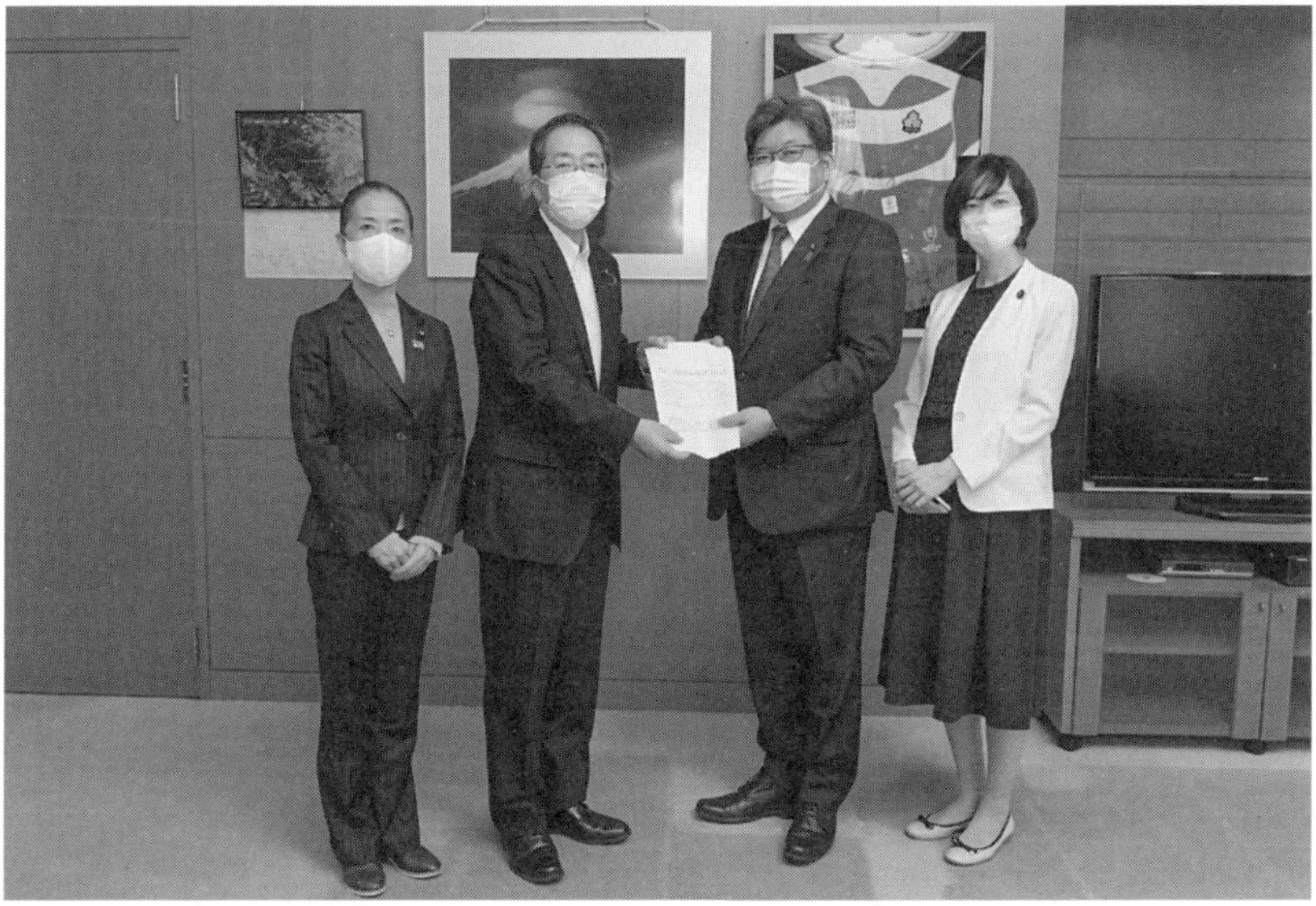

公明党の緊急提言を受け萩生田（中央右）は、斉藤（同左）と浮島（左端）の訴えに対し「早急に対応したい」と表明した＝2020年5月8日　文科省

実施を迫った。また浮島は、予備費の支出について政府側から「閣議決定に持っていくまでに通常は2、3週間かかる」と言われたが、「今は〝通常〟の時ではない」と押し返した。

この結果、政府は5月19日、予備費から約530億円を支出して学生への現金給付を行うと決定。無料通信アプリ「LINE」による迅速・容易な申請も浮島の提案で実現し、同29日から支払いを開始した。

公明新聞6月20日付で日本大学の末冨芳教授は今回の給付金について、公明党の推進で20年度から始まった低所得層向けの高等教育無償化という「土台」があったから実施できたと指摘。その上で、こう語っている。「公明党の姿勢は、最も困難な状況にある子ども、若者に寄り添うということで一貫している」

（敬称略）

学生支援緊急給付金

〝寄り添う力〟を心から実感

〈公明新聞２０２1年8月19日付〉

大分県別府市で下宿する坂本悠生《ゆうせい》さん（23）＝別府大学4年＝は、コロナ禍で苦境に陥った学生の一人だ。

アルバイトをしていた旅館の人員削減で、２０２０年2月頃から収入がなくなった。奨学金だけでの生活は厳しかったが、新しいバイト先を探すこともためらわれた。過去に白血病を患《わずら》った経験があり、感染症への恐怖心が人一倍大きかったからだ。「生活は苦しいが、どうすることもできなかった」

不安を抱えていた時に「学生支援緊急給付金」の存在を耳にする。収入が激減した学生などに1人当たり10万円（住民税非課税世帯は20万円）を支給する内容だった。「何とかなるかもしれない」。6月初めに申請すると、1カ月足らずで受け取ることができた。給付金を家賃や生活費に充てることで、経済苦を脱した。

利用後、同給付金を推進したのが公明党だと知った。20年4月には大学のオンライン化の遅れなどを地元の公明県議にＳＮＳ

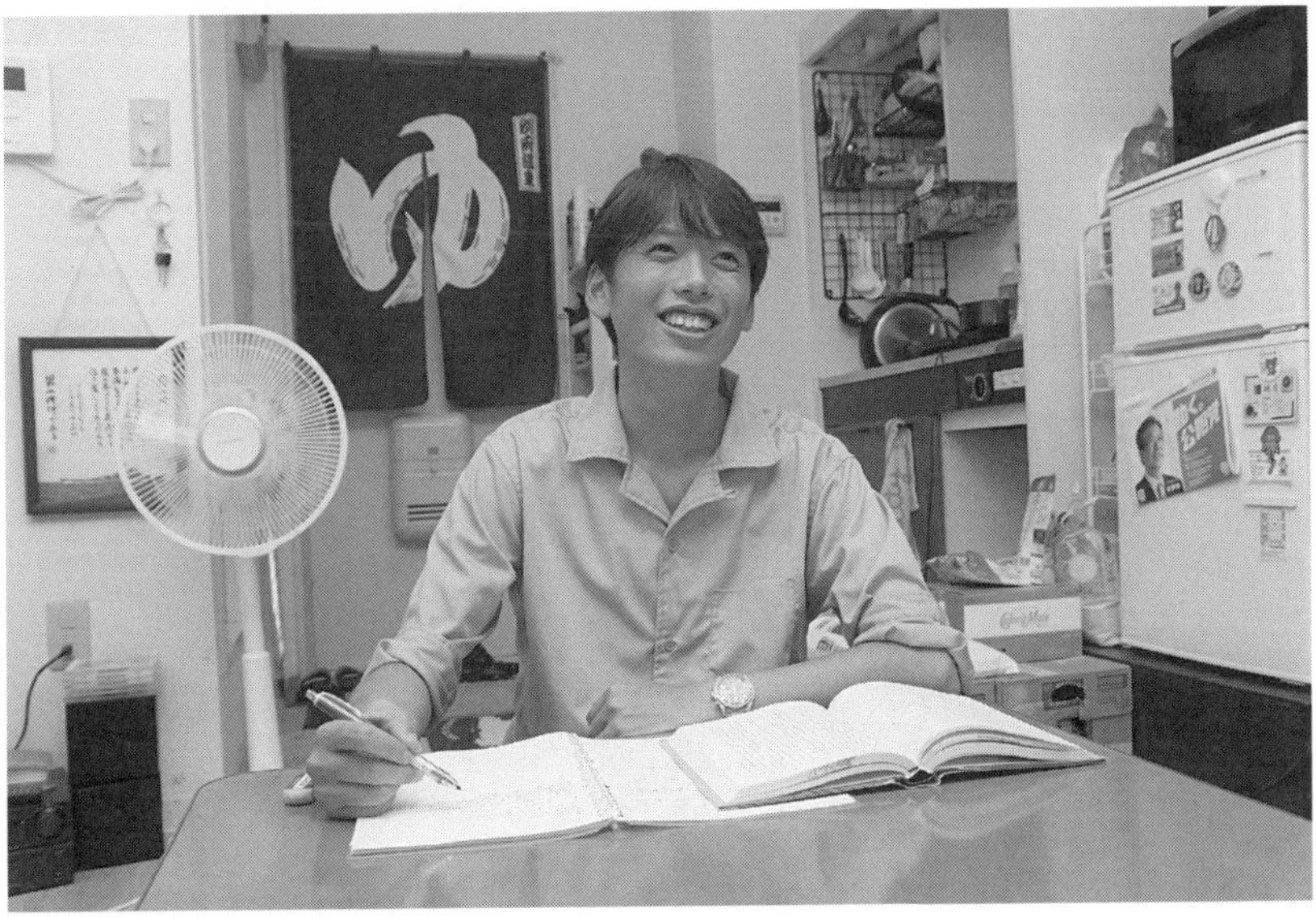

「給付金のおかげで、卒業まで頑張れそうです」と笑顔を見せる坂本さん＝2021年８月16日　大分・別府市

（会員制交流サイト）で相談。迅速に返答をもらい、親身に話を聴いてもらうことができた。

「一学生の声であっても大切にする。そういう姿勢が（同給付金のような）政策につながっていると思う」

大学の友人の中にも、この給付金を活用して学業を続けられた人がいる。「公明党が本当に大変な人、困っている人に寄り添っていることを自分が当事者になって心から実感できた」。公明党が実現した安全網が、多くの学生の希望になっている。

2. 生活資金の貸し付け

緊急小口資金などに特例

■無利子・保証人不要に

コロナ禍で仕事を失ったり、収入が減ったりして生活が苦しい――。こうした困窮世帯の切実な声を真剣に受け止め、きめ細かい生活支援策を一貫して後押ししてきたのが公明党です。

生活資金を無利子・保証人不要で借りられる生活福祉資金（緊急小口資金と総合支援資金）の特例貸し付けは、コロナ禍の長期化を踏まえた公明党の訴えで、政府が申請期限を段階的に延長。２０２２年2月末の時点で、同年6月末までの延長が決まっています。

厚生労働省によると、申請受け付けを開始した20年3月下旬からの累計貸付決定件数は約３１３万件、同決定額は1兆３５００億円を超えています（22年2月19日時点の速報値）。大阪府在住の60代男性は緊急小口資金を受け取り、「生活を立て直せた」と実感を語っています。

公明党は貸付額の増額も主導しました。21年2月には、それまで生活再建のために最大で月20万円を最長6カ月貸し付けるとしていた総合支援資金について、３カ月分の再貸し付けが実施されました（すでに最長3カ月に縮小、再貸し付けの受け付けは終了）。一時的な生活費を賄《まかな》う最大20万円の緊急小口資金と合わせた貸付限度額は一時、最大200万円まで拡充されました。

また、貸付限度額に達した困窮世帯への支援が途切れないよう、3カ月間で最大30万円を支給する「生活困窮者自立支援金」も21年7月に創設させました。新たな就労や生活保護に移行するまでの間の支援策として、同年5月に公明党が緊急提言していたものです。さらに、コロナ禍の長期化を踏まえ、政府が同年11月に閣議決定した経済対策には、「再支給を可能にする」と明記され、自治体で順次、開始されています。

「特例貸し付け」の内容

	緊急小口資金	総合支援資金
対象者	休業などで一時的な生活費が必要な世帯	失業などで生活の立て直しが必要な世帯
貸付上限	20万円	(2人以上は) 月20万円×3カ月 ※単身は月15万円×3カ月
貸付利子	無利子	
保証人	不要	

■公明の主張で返済の免除決定、課税による新たな負担も回避

困窮者の生活維持や再建のための緊急小口資金と総合支援資金は両方とも、返済時に借受人と世帯主が住民税非課税であれば返済が免除されます。「家計が苦しい状況が続いている場合は生活再建を最優先に」との公明党の主張が反映されました。

一方、免除に加え、課題となったのが所得税法の存在です。同法では原則、貸付金が返済免除された場合、50万円以上の分を一時的な収入とみなし、課税対象となるため、せっかく返済免除になっても、新たな負担が生じる恐れがありました。

「困窮する人の返済を免除したのに、そこに課税して生活再建を妨げてはならない」と、税制改正を巡る議論の中で西田実仁参院会長ら公

明党議員は非課税とするよう主張。その結果、21年12月に決定した与党税制改正大綱に、特例貸し付けの返済免除分に「所得税を課さない」と明記されました。22年1月召集の通常国会での関連法の改正などを経て、同年の所得税から適用される予定です。

全国社会福祉協議会の金井正人常務理事は、非課税措置の決定に対し、「取り組んできた公明議員の尽力に感謝したい」と表明。その上で、「特例貸し付けは多くの人の生活を守っているが、件数が膨大《ぼうだい》。生活相談・支援が十分にできなかったり、社協職員の負担が重い。困窮者へのきめ細かい支援や、社協の体制強化が欠かせない」と訴えています（公明新聞22年1月5日付）。

■住居確保給付金（家賃補助）対象追加や再支給も

家賃を払えない困窮者を支援するため、自治体から家主に家賃相当額を支給する住居確保給付金の改善も進めました。もともとの対象者は離職・廃業した人でしたが、公明党は「仕事を失ってからの支援では遅い」として、減収の場合も対象とするよう訴え、20年4月に実現しました。

同給付金は原則3カ月、延長により最長9カ月（20年度中に新規申請して支給が開始した人に限り同12カ月）の間、支給されます。原則は1人につき「人生で1回のみの利用」ですが、公明党の推進で、支給が終了した人も21年2月申請から再支給（最長3カ月間）が可能に。6月11日からは、雇用保険を受給できない求職者らが受け取れる職業訓練受講給付金との併給が可能になりました。いずれも申請期限が延長されており、22年2月末時点で同年6月末までの申請が対象になっています。

小さな声と、公明党

緊急小口資金の特例貸し付け
一人のために動いてくれる

〈公明新聞2021年8月20日付〉

長引くコロナ禍が、多くの人の生活を苦しめている。大阪府泉佐野市に住む60代の男性は、新型コロナウイルスの感染が拡大し始めた2020年3月、勤めていた会社との雇用契約が切れ、離職した。

就職活動を続けたが、コロナ禍で思うように進まなかった。当時は80代の父との2人暮らし。父の年金が唯一の収入。父の病気の世話をしながら、毎日をしのぐ。それで精いっぱいだった。

21年2月、さらに状況は悪化する。父が亡くなった。気持ちは深く沈んだ上に収入も絶たれた。「はっきり言ってしんどかった」。男性は当時のつらさを振り返る。

そんな時、普段から男性の状況を気に掛けていた地元の公明市議に話を聞いてもらった。ここで勧められたのが「緊急小口資金」の特例貸し付けだ。コロナの影響による休業や失業などで生活資金に困る人に、保証人不要、無利子で上限20万円を貸し付ける。

市議のサポートを得て申請を済ませ、21

年3月には資金を受け取ることができた。家賃や生活費に充てながら就職活動を続け、7月には警備会社に就職が決まった。

「公明党のおかげで生活を立て直せた。普通、一人のためにこんなに動いてくれへん」。感謝の思いは尽きない。生活再建はこれからだ。「仕事は大変やけど、早く慣れていきたい」

3. 雇用の維持に向けて

雇用調整助成金の特例措置を拡充

■雇調金の特例継続　失業防ぐ

コロナ禍の当初から、公明党の一貫した推進で「雇用調整助成金」(雇調金)の内容を拡充する特例措置が創設・継続されてきた効果により、雇用の悪化が大きく抑えられています。

雇調金は、景気悪化時などに雇用維持を図るために従業員を休ませ、休業手当を支払う事業者に対する助成金です。同じ仕組みで雇用保険に加入していない人への休業手当の支払いを助成する「緊急雇用安定助成金」と合わせ、コロナ対策の特例措置として助成の上限額や助成率が引き上げられています。

例えば、▽売り上げ3割減▽緊急事態宣言地域▽「まん延防止」地域――のいずれかに該当し、解雇などを行わず雇用を維持した場合、助成率は全額、助成額は1日1人上限1万5000円となります。

厚生労働省の集計によると、雇調金の特例措置の支給決定件数は2022年2月25日までに累計587万件、金額は5兆円を超えました。

雇調金の特例措置について公明党は、延長・継続を繰り返し政府に要請。22年2月25日には政府が同年6月末まで延長する方針を示しました。

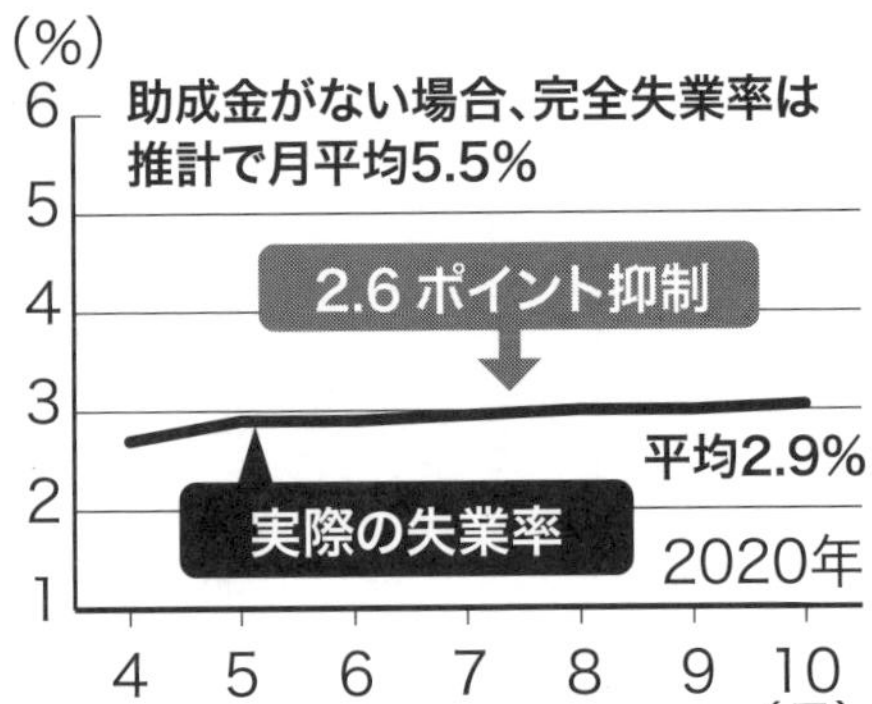
(%)
6
5
4
3
2
1
助成金がない場合、完全失業率は推計で月平均5.5%
2.6ポイント抑制
平均2.9%
実際の失業率
2020年
4
5
6
7
8
9
10
(月)
2021年版労働経済白書を基に作成

雇調金と緊急雇用安定助成金について21年版の労働経済白書は、20年4～10月の完全失業率の上昇を約2・6ポイント抑えて、月平均2・9%にとどめる効果があったと推計し、「労働者の雇用や生活を守ることに大きな役割を果たした」と指摘しています。

事実、主要先進国の中でも日本の失業率は最も低い水準に抑えられています。コロナ禍前の20年1月と21年4月の完全失業率を比べると、日本は2・4%→2・8%ですが、米国3・5%→6・1%、ドイツ3・4%→4・4%、スペイン13・8%→15・4%など、他国と比べて数値の悪化が小さいことが分かります。

雇調金の特例措置に関して公明党は、国会質問や政府への要望を通じて支給要件を緩和したほか、助成率を休業手当の最大全額に引き上げ、日額上限も1万5000円へと、ほぼ倍増させるなどの拡充を実現。期限の延長も強力に推進してきました。

■休業手当がない人の救済へ「支援金」

一方、休業手当を巡っては、勤務先の指示で仕事を休んだのに支払われなかった事例が判明。こうした労働者の救済へ公明党の提案で、20年4月以降の休業を対象に、最大で休業前賃金の80％（日額上限1万1０００円）を労働者に直接支給する「休業支援金」が創設されました。公明党の訴えにより22年2月末時点で、対象期間は同年6月の休業分まで延長されました。

■経済正常化へ一部縮小

経済活動が徐々に正常に向かう中、雇調金の特例措置と休業支援金について、厚労省は段階的な縮小を行っています。雇調金は22年6月末まで助成率を維持する一方、助成額上限は原則、21年12月末まで1万３５００円、22年1、2月は1万1０００円、3月以降は９０００円としました。この期間でも、売り上げ3割減もしくは緊急事態宣言・「まん延防止」地域という要件に該当する場合は、従来通り1万５０００円とされました。休業支援金は1万1０００だった助成上限日額を21年12月末までは９９００円、22年1月から6月末までは８２６５円に縮小。この期間でも、緊急事態宣言・「まん延防止」地域で一定の要件を満たす場合は1万1０００円とされました。

■求職者支援制度　利用しやすく

生活費として月10万円の給付金を受給しながら職業訓練を受けられる「求職者支援制度」をより利用しやすくするため、公明党は政府に弾力的な運用改善を繰り返し提言し、制度拡充を強力に推進してきました。

同制度は、失業手当などの雇用保険を受給できなかったり、受給を完了したりした求職者が対象。職業訓練にはＩＴや営業・販売・事務、介護福祉など多様な分野が用意され、無料で受講できます（テキスト代などは自己負担）。

働きながら訓練を受けやすくするため、厚労省は公明党の提言を踏まえ、21年2月25日から、シフト制勤務や自営業、副業・兼業を行う人、コロナ対策業務で自治体に臨時雇用されている人などを対象に、本人収入の要件を「月8万円以下」から「月12万円以下」へと引き上げました。また、訓練は原則として全て出席する必要がありますが、働きながら訓練を受ける場合は、勤務日を「やむを得ない欠席」として認めることにしました。

同年6月11日からは、家賃を払えない人向けに、自治体から家主に家賃相当額を支給する「住居確保給付金」との併給もできるように拡充。さらに、同年12月21日からは、転職をせずに現在の職場で正社員やスキルアップ（技能向上）をめざす人を新たに対象者に追加。非正規の在職者が働きながら利用しやすいよう改善しました。

併せて、給付金の支給要件は、家族と同居する人などが受給しやすいよう、世帯全体の収入要件を「月25万円以下」から「月40万円以下」に引き上げました。世帯全体の金融資産が300万円以下などの要件は維持しています。

さらに、やむを得ない理由以外で訓練を1日でも欠席した場合、その月の分の給付金は支給されませんでしたが、改善後は理由を問わず、訓練日の2割まで欠席を認めています。やむを得ない欠席では給付金を減額せず、それ以外の欠席日がある場合は日割りで減額されます。

22年2月末時点では、いずれも同年3月末までの特例措置とされています。

雇用調整助成金

100点満点の制度、後押し感謝

〈公明新聞2021年8月18日付〉

飲食業界はコロナ禍でこれまでにない打撃を受けた。千葉県内を中心に6店舗の居酒屋を経営する坂本昌弘さん（41）。飲食業に20年近く携わってきたが、「（初の緊急事態宣言が発令された）2020年の4月から5月が一番しんどかった」と振り返る。

大手チェーンから10年前に独立。現在の店名「彦酉《ひこどり》」は、親孝行の意味を込めて、両親が営む店の名前を受け継いだ。業績を順調に伸ばしていた途上でのコロナ禍で売り上げは激減。当面の資金繰りは制度融資などで賄ったが、約20人の社員を雇い続けられるのか不安が残った。

そんな状況を救ったのが、従業員への休業手当を助成する雇用調整助成金（雇調金）だ。公明党が推進した特例措置により、20年4月から助成率や上限額が大幅に引き上げられた。

最初は、「本当にこんな手厚い補償が受けられるのか」と半信半疑だったが、地元の公明議員が雇調金の利用を後押し。時短

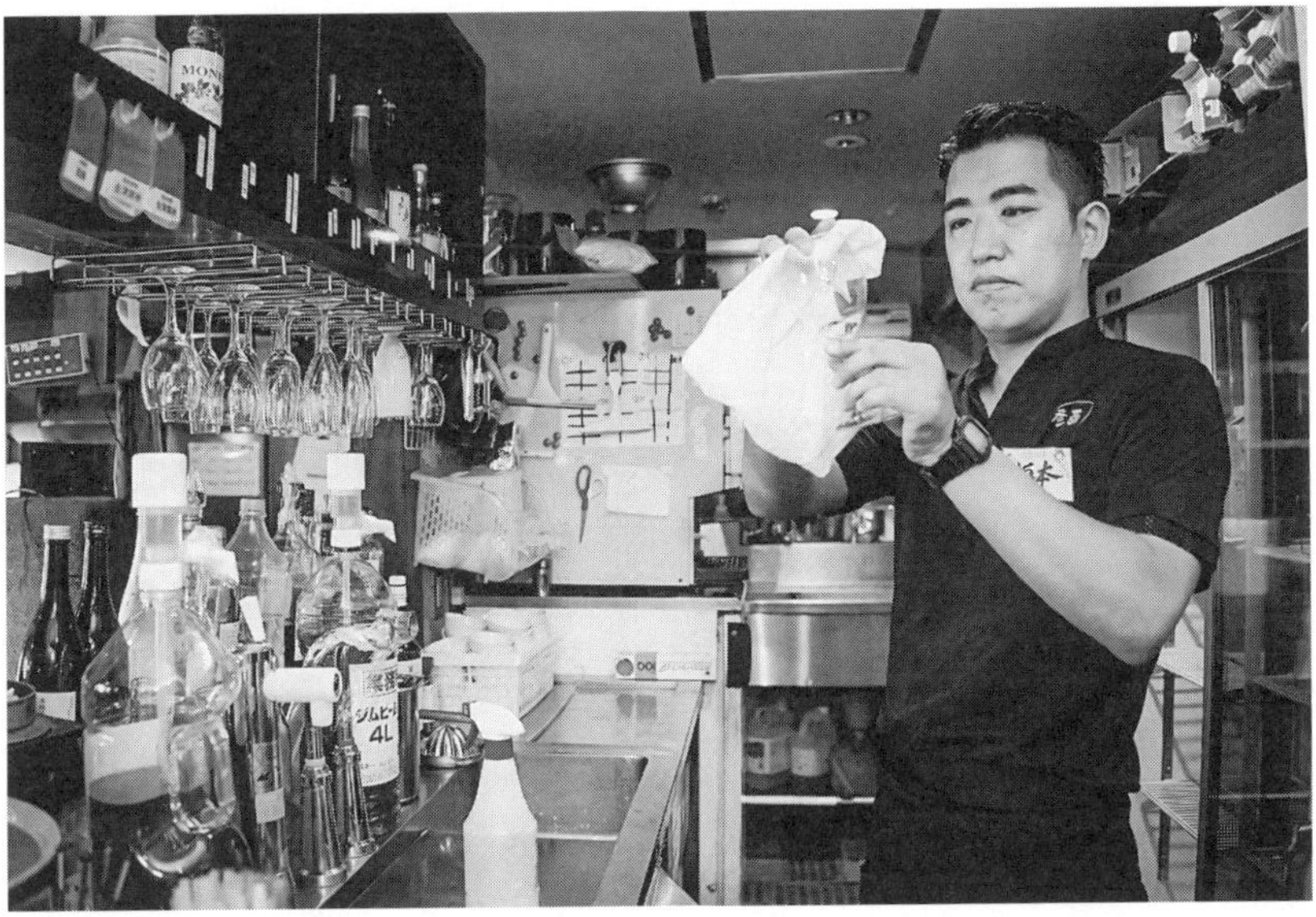

「雇調金に助けられた」と語る坂本さん。一日も早い営業再開を待っている＝2021年8月11日　千葉・市川市

営業や休業の要請に従いながらも、これまで1人の社員も解雇せずにやってこられた。

70人近いアルバイトにも、休業手当を支払うことができた。雇調金同様、特例措置が適用される緊急雇用安定助成金を使えたからだ。坂本さんは、「本当に助けられた。雇調金の特例措置は100点満点の制度だと思う」と笑顔を見せる。

緊急事態宣言の再発令で、全店は休業中のままだ。「公明党は大衆のための党。これからも苦しむ事業者の声を聴き、守っていってもらいたい」。切なる思いを胸に前を向いている。

小さな声と、公明党

休業支援金

仕組みを変えた連携プレー

〈公明新聞2021年8月20日付〉

「いつまで大変な状況が続くのか、不安しかなかった」。東京都羽村市に住む田村由美子さん（65）は、新型コロナウイルスの感染拡大が、職場にも影響し始めた当時の心境を明かす。

市内の入浴施設内にある飲食店にパートで働いている。新型コロナの影響で2020年3月から同年6月まで施設自体が休業に。職場からは最初の1カ月だけ休業手当が出たが、収入は以前の半分程度に減った。その後、施設は三たび休業したが休業手当はなし。生活費を切り詰めてしのいだ。

思い悩んでいた時のこと。公明党が実現した「休業支援金」を知った。休業手当が支払われていない中小企業の労働者に休業前賃金の最大8割（日額上限1万1000円）を支給する。早速、窓口に問い合わせると、職場は大企業と見なされ、支援の対象外だった。困り果てて、地元の公明市議に相談。市議は国会議員にも現場の窮状を伝えた。

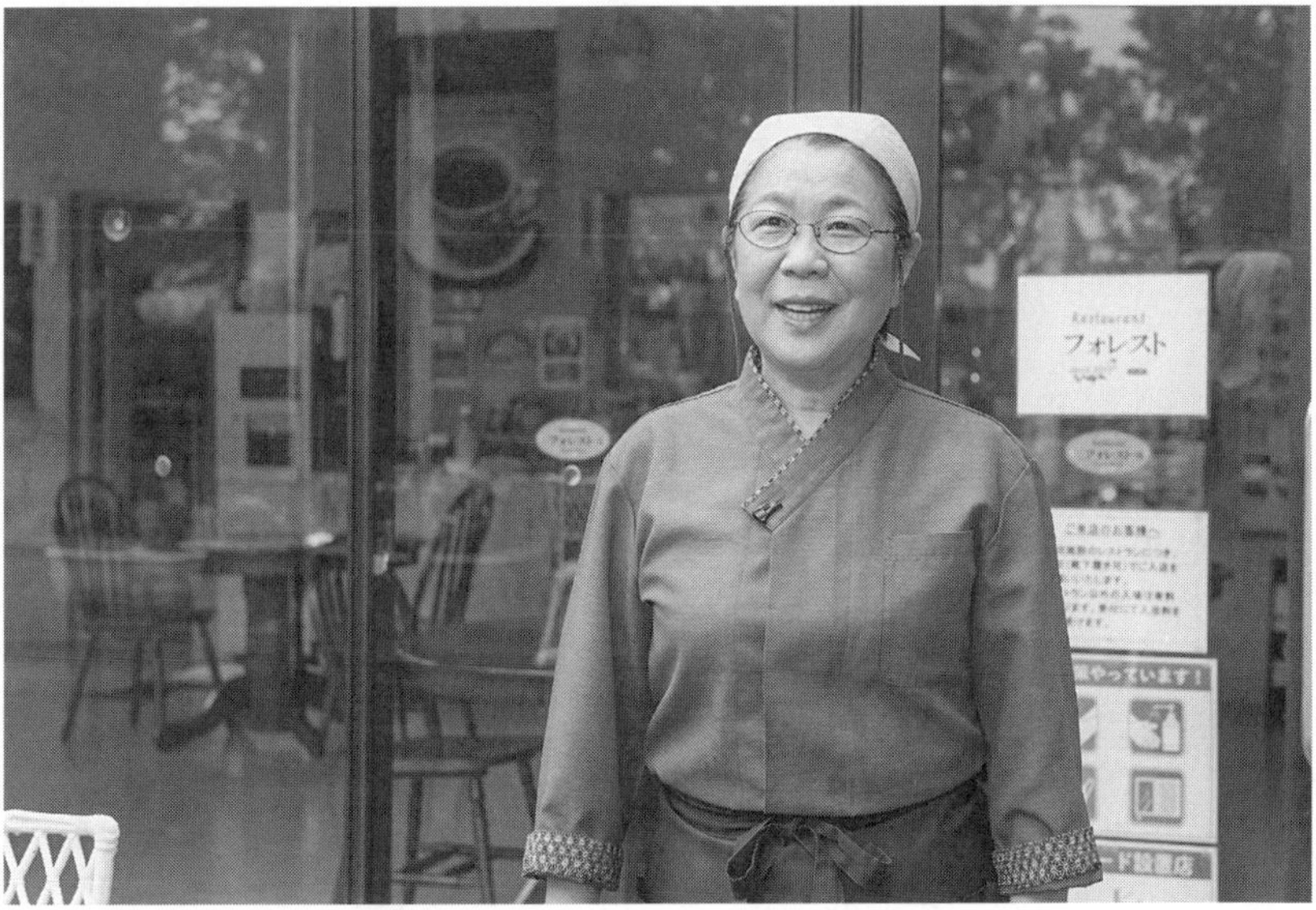

「支援金があって本当に助かりました」と実感を語る田村さん＝2021年８月12日　東京・羽村市

「もう諦めようか」。そう思っていた21年２月、状況が変わる。公明党の推進で支援の対象に大企業が加えられたのだ。地元市議や職場の協力も得て申請を済ませ、同年８月には支援金が振り込まれた。

現在、職場は時短営業を続けている。生活に見通しがつき、元気に職場に向かう毎日が戻ってきた。「これまで、公明党が多くの政策を実現してきたのは知っていた。いざ自分に困ったことが起きた時、党が進めた政策が支えになった」。笑顔で語る言葉には、実感が込もっていた。

4. 孤立対策・女性支援

コロナ禍で深刻化する社会的孤立の防止へ

政府、公明の主張踏まえ重点計画を初策定

〈公明新聞２０２１年12月29日付〉

■相談体制整備など展開

政府は２０２１年12月28日、岸田文雄首相が出席して首相官邸で「孤独・孤立対策推進会議」（野田聖子議長）の初会合を開いた。会合では、今後重点的に取り組む対策を盛り込んだ初の計画を決定。当事者や家族らが必要な支援を受けられるよう、電話や会員制交流サイト（ＳＮＳ）による24時間対応の相談体制の整備や情報発信の推進、地域との「つながり」の場づくりなどを盛り込んだ。

コロナ禍が長期化し、生活困窮などで不安を抱える人が増えており、自殺者数の増加が顕著となるなど孤独・孤立の問題は一層深刻化している。

計画では「孤独・孤立は、人生のあらゆる場面において誰にでも起こり得る」とした上で「社会全体で対応しなければならない問題」と指摘。相談体制の強化や居場所づくり、アウトリーチ（訪問）型支援などの施策を展開する方

針を打ち出した。

官、民、NPO法人の連携強化も明記。NPOを「重要かつ必要不可欠」として、「安定的・継続的にきめ細かな支援を行う」とした。計画は毎年度、実施状況を評価・検討し、見直しを検討する。

当事者目線の支援へ前進

党社会的孤立防止対策本部　谷合正明事務局長（参院幹事長）

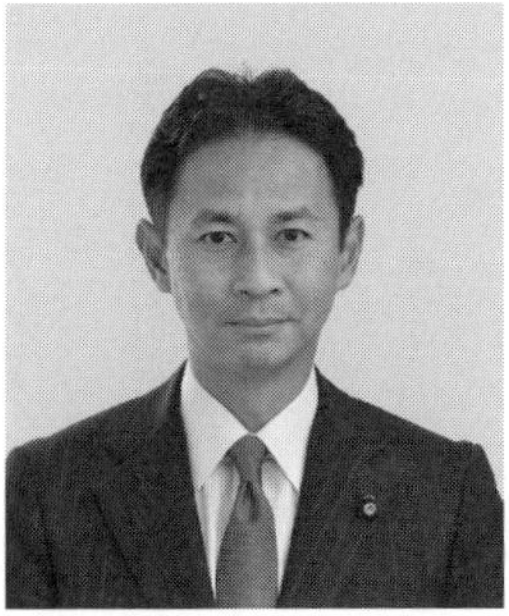

社会的孤立の防止に向けて公明党は、21年2月に対策本部を立ち上げ、全国で実態調査を行った上で、5月に提言を首相に申し入れた。提言では「社会的孤立は個人の問題ではなく社会の問題」だと指摘し、予防の観点も含めて、国を挙げた継続的な支援を強く要望した。今回の重点計画策定は、これを踏まえたものだ。

特に〝当事者の立場に立った支援〟は、公明党からの提言で入った視点だ。併せて、相談支援の強化に加え、アウトリーチ型支援と居場所の確保が明記された点も重要だ。政府が現在実施中の孤独・孤立の実態調査の結果も踏まえ、全国で支援強化が進むよう、引き続き対策本部として全力を挙げたい。

孤立対策に全力挙げる公明党

党社会的孤立防止対策本部　山本香苗本部長に聞く

〈公明新聞２０２１年６月10日付〉

誰も孤立させない、ひとりぼっちをつくらない――。「社会的孤立」を巡る課題がコロナ禍で一層深刻化している状況を受け、公明党は２０２１年２月に社会的孤立防止対策本部（本部長＝山本香苗参院議員）を設置し、５月21日には菅義偉首相と坂本哲志孤独・孤立担当相に提言を申し入れました。山本本部長に、これまでの公明党の取り組みや提言のポイントを語ってもらいました。

――社会的孤立を巡る状況と公明党の取り組みは。

山本香苗本部長　これまで公明党は、生活困窮者の定義に「社会的孤立」を追加した２０１８年の生活困窮者自立支援法改正や、高齢、障がいといった属性、世代を問わず市町村が包括的に住民を支援する「重層的支援体制整備事業」を創設した20年の社会福祉法改正をリードするなど、一貫して孤立防止に取り組んできました。

一方で、現在、コロナの影響が長引く中、子ども・若者・女性の自殺増加や、配偶者からの暴力（ＤＶ）・児童虐待、うつ・ひきこもり、孤独死などの問題が深刻化しています。これらの問題に加えて、社会的孤立は、健康悪化や経済の不安定化、社会保障給付費の増大などをもたらす恐れがあり、今こそ、対策のさらなる強化が必要です。

■1000件超の調査もとに提言

――党対策本部の活動について。

山本　有識者や民間支援団体から計9回ヒアリングを行うとともに、国会議員・地方議員が全国で1カ月半かけて、孤立の実態などについて聞き取り調査を計1039件実施しました。

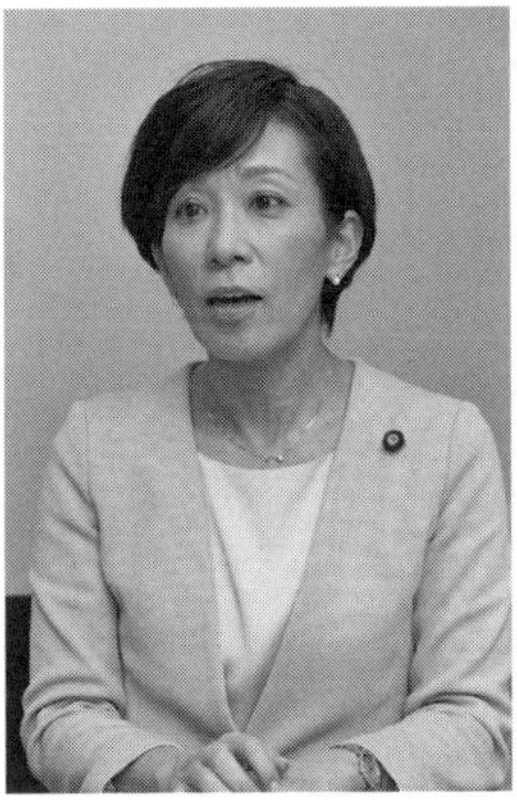

調査の結果、地域には社会的孤立の問題が多数存在することを再認識するとともに、支援制度だけではなく、支援する側も分野ごと、事業階層ごとに分かれ、孤立している実態が明らかになりました。

こうした状況を一刻も早く改善するため、現場の声をもとに提言を取りまとめ、首相らに申し入れました。

――提言のポイントについて。

山本　社会的孤立の基本認識として3点掲げた上で、具体策を提案しています。

基本認識では①社会的孤立とは、社会とつながりたくてもつながれない状態であり、個人の問題ではなく社会全体で対応し、国を挙げて取り組むべき②孤立している当事者はSOSを出せず、孤立は外から見えにくいからこそ、SOSを出しやすい環境や、当事者に伴走する支援者が重要③誰もが支え合う「地域共生社会づくり」こそ孤立対策の基盤であり、地道で息の長い取り組みが必要――の3点を強調しました。

■包括支援、住まい確保など重要

——具体策については。

山本　特に、21年4月から市町村の任意事業として始まった重層的支援体制整備事業の全国展開を訴え、実施の義務化も検討するよう求めました。また、住まいを失うことで公的な支援を受けられず、命の危険にさらされる可能性がある実態を踏まえ、孤立を防ぐセーフティーネット（安全網）として住宅政策を位置付けるべきだと指摘し、住宅手当制度の創設などを提案しています。さらに、民間団体への財政支援の拡充・継続、孤独・孤立対策の「10カ年国家戦略」策定、「官民連絡協議会」の設置なども求めました。

——今後の展開は。

山本　政府の経済財政運営と改革の基本方針（骨太の方針）に反映させるとともに、継続的かつ総合的に実施していくための法的枠組みの必要性について検討してまいります。

社会的孤立の問題はコロナ前からあった問題であり、それがコロナでハッキリ見えただけです。だからこそ、この問題に真っ正面から取り組み、「絶対にコロナ前よりも良い社会をつくっていく」との強い決意で、引き続き全力を尽くします。

女性活躍、男女共同参画へ重点方針

コロナ禍の影響、性別に着目した調査が実現

コロナ禍で、家事負担などが女性に偏《かたよ》っている実態が浮き彫りになると同時に、貧困や暴力被害など困難を抱える女性の存在が顕在化してきました。

そこで公明党の女性の活躍推進本部（本部長＝山本香苗参院議員）は２０２０年６月19日、当時の橋本聖子男女共同参画担当相に対し「新型コロナの感染拡大が、性別によって雇用や生活等にどういった影響を与えているのかについて調査・分析を行うとともに、新型コロナ感染症対策として実施されているさまざまな支援策を、ジェンダーの観点から課題がないかどうか、検討を行うため、有識者等による検討の場を設けること」を提案しました。

その結果、同年９月30日、内閣府は有識者による「コロナ下の女性への影響と課題に関する研究会」を設置し、21年４月に報告書が公表されました。

同報告書は▽コロナ禍は男女で異なる影響。女性で非正規雇用労働者の減少や自殺者数の増加など、深刻な影響が明らかに▽女性への深刻な影響の根底には、平時においてジェンダー平等・男女共同参画が進んでいなかったことがあり、コロナの影響により顕在化した▽今こそ幅広い政策分野でジェンダー視点を入れた政策立案が不可欠。女性に焦点を当てて、我が国の課題を明らかにし、既存の制度や慣行の見直しを──などと訴える内容です。

これを踏まえ政府が同年６月に決定した「女性活躍・男女共同参画の重点方針」では、「コロナ対策の中心に女性を」との項目が設けられました。この中では、女性デジタル人材の育成とともに、困難や不安を抱える女性への支援、「生理の貧困」への支援などが打ち出されました。いずれも公明党が主張してきた政策です。

広がる「生理の貧困」対策

〈公明新聞２０２1年6月22日付〉

コロナ禍で浮き彫りとなった問題の一つに、経済的に困窮し、生理用品の購入もままならない「生理の貧困」がある。こうした現状に対し、支援の輪が各地に広がっている。他党に先駆けて、生理用品の無償配布など必要な支援策を強く推進してきた公明党の取り組みを紹介する。

■5人に1人が「買うのに苦労」学生アンケートで回答

「女性の健康や尊厳に関わる重要な課題」――。政府は21年6月16日に決定した「女性活躍・男女共同参画の重点方針２０２1」の中でこう記し、「生理の貧困」の顕在化に危機感をあらわにした。

この問題が注目され始めたのは、任意団体「＃みんなの生理」（谷口歩実共同代表）が高校や大学、専門学校などに在籍する学生を対象に行ったアンケート調査がきっかけだった。

調査は、同年2月17日～3月2日の期間にインターネット上で実施し、６７1人が回答。その結果によると、過去1年間で経済的な理由により生理用品の入手に苦労したことがあると答えた人が約20％に上った。また、生理用品でないものを使ったと答えた割合は約27％で、生理用品を交換する頻度を減らした経験のある人は37％だった。

コロナ禍でアルバイト収入や仕送りが減る中、生理用品の入手に苦労する深刻な実態が明らかとなった。

この問題に対し、公明党は20年10月、同団体から要望を受けたことを契機に、取り組みを開始。青年委員会と女性委員会が連携して「生理の貧困」をテーマにしたユーストークミーティングを開催し、若者との意見交換を行った。

21年3月4日の参院予算委員会では、いち早く佐々木さやか氏が、実態把握とともに学校での無償配布など必要な対策の検討を求めた。同15日には竹内譲政務調査会長らが菅義偉首相に対し、必要な対策を進めるよう提言した。

これを踏まえ政府は同23日、コロナ禍に対応するための予備費を活用し、自治体がＮＰＯ法人などに委託して女性への支援事業を行う場合に活用できる「地域女性活躍推進交付金」を拡充し、生理用品の提供を追加した。

子どもの居場所づくりをＮＰＯ法人などに委託した自治体を支援する「地域子供の未来応援交付金」についても、従来から生理用品の提供に活用できたが、補助率を4分の3に拡充し、使い勝手をよくした。

さらに、「重点方針２０２１」において、生理用品の提供を支援する交付金の活用が進むよう努めると記した。21年度から生理用品の不使用や使い回しの実態、それによる健康被害について調査する方針を示した。

いずれも、公明党が同年5月28日に行った提言で強く求めていた内容が反映された。

第4章　事業者を守る！

1. 資金繰り対応

コロナ禍の事業者支援と公明党

浜田昌良・中小事業者等支援チーム座長に聞く

〈公明新聞2021年12月25日付〉

新型コロナウイルスの感染拡大から間もなく2年。公明党はコロナ禍《か》で奮闘する事業者を力強く支えるため、現場の声を多くの施策に反映させてきました。2021年度補正予算に盛り込まれた追加策と公明党のこれまでの闘いについて、党中小事業者等支援チームの浜田昌良座長（参院議員）に聞きました。

■経営継続　力強く下支え

売上減の事業者に最大250万円給付
実質無利子・無担保融資で倒産防ぐ

――2021年度補正予算の編成を巡り、年末年始や年度末を見据えた事業者支援で公明党が訴えたことは。

浜田昌良座長　コロナ禍が長期化し、ウィズコロナ社会への転換が求められる中、事業者の状況は次の三つに集約されると思います。

一つは「先が見えない」ということです。オミクロン株の出現で「いつまた感染拡大するのか」「休業を余儀なくされるのでは」といった不安を事業者は抱えています。二つ目は、原油や原材料価格の高騰です。まさに事業を再開しようとする企業の変動費を直撃しています。そして三つ目は事業者によって好不況が、まだら模様であるということです。食品のデリバリーなど巣ごもり需要で最高益を上げる事業者もあれば、客足が戻らない業種もあります。

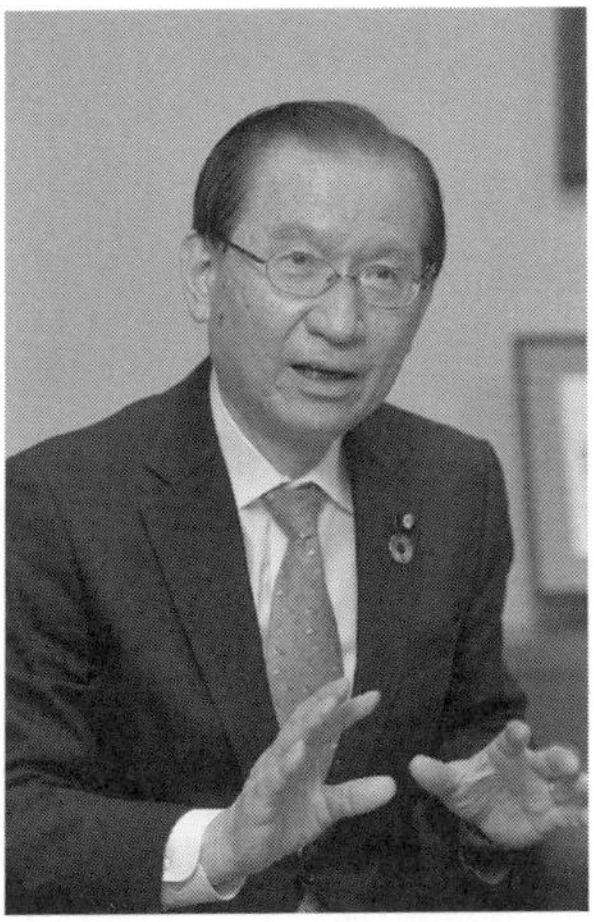

21年度補正予算の編成を巡っては、この三つの課題にしっかりと対応し、経営継続を力強く下支えする内容にすべきだと公明党が強く訴えました。

――具体的な内容は。

浜田　「事業復活支援金」は、中期的に事業者を支えるものです。21年度末までの見通しが立てられるよう5カ月分を一括で支給し、売上高に応じて支給額を250万円まで積み増す内容としました。ポイントは、まだら模様の状況に対応するため、これまで「50％減」だけだった売上高の要件に「30％減」を追加したことです。21年12月の売上高減少に対応できるよう22年1月末からの申請開始とするほか、申請前に必要な登録確認機関での事前確認についても既存確認の活用や確認を行う実施団体の拡大をめざします。

公明党が推進した政府系金融機関による実質無利子・無担保の資金繰り支援は、倒産を防ぐ一定の効果を発揮しました。そこで、これを21

年度末まで延長します（追記：政府は22年3月、同支援の同年6月末までの延長を発表）。最大5年の据え置き期間は、ほとんどが半年や1年の利用である実態を踏まえ、延長申請を原則認めるようにしました。自己資本と見なすことができる日本政策金融公庫の資本性劣後ローンや、伴走支援型の特別保証は22年度も実施します。

事業再生へ先手打つ グリーン化、賃上げで補助金拡充

――事業再生に向けた支援では。

浜田　中小企業・小規模事業者は、コロナ後を見据え事業環境の変化に対応していく必要があります。21年度補正予算では、①グリーン化②デジタル化③賃上げ④消費税のインボイス制度（適格請求書等保存方式）――に対して、先手を打つ事業者を後押しする施策を盛り込みました。

業態転換を支援する「事業再構築補助金」については、「売上高の減少要件を緩和してほしい」との要望を受けた公明党の訴えで、要件を「20年4月以降」のみとしました。これにより、ほとんどの事業者が対象になります。新設した「グリーン成長枠」では、補助上限を8000万円から1億円に引き上げ、売上高の減少要件を撤廃。また、違う枠であれば2回目の受給も可能とする方向で政府に検討させています。

――生産性向上に取り組む事業者に対しては。

浜田　設備投資を支援する「ものづくり補助金」を大幅に拡充します。デジタル枠とグリーン枠を創設し、補助率を3分の2に引き上げ、グリーン枠は補助上限を2000万円に増額しました。一方、赤字企業の賃上げ支援として設けた特別枠は、法人税減税の恩恵が受けられな

い企業に対し、3分の2という高い補助率を設定しています。

販路開拓を支える「持続化補助金」についても、賃上げ支援の特別枠を創設し、補助上限を200万円まで引き上げ、赤字企業は補助率を4分の3にしました。「IT導入補助金」では、インボイス制度への対応を見据え、会計ソフトなどITツールだけでなく、パソコンやタブレットなどのハードも補助の対象にしたところがポイントです。

■2年間の闘い

対象拡大、要件緩和、使い勝手良く切れ目ない施策を現場の声から

――この2年間、公明党は事業者支援にどう取り組んできましたか。

浜田　公明党はコロナ禍の事業者を切れ目なく支えるため、制度の対象拡大や要件緩和、利便性向上を相次いで実現しました。なぜできたのか。それは、党のネットワークを通じた現場の声を反映させる力があるからです。現場から「制度の使い勝手が悪い」「対象から漏れる人がいる」という声が上がってくれば、すぐ大臣や官僚に交渉する――この2年間はそうした往復作業の連続でした。

象徴的なのは「持続化給付金」です。最大200万円を支給する「前例のない給付金」として、サービス業から農業まで業種を問わず、法人形態も幅広く対象としました。収入を雑所得などとして受け取っているフリーランスなど個人事業主や新規開業、寄付型NPO法人も対象に含めたことは、後の事業者支援の〝標準〟となっています。

――緊急事態宣言下の支援では。

コロナ事業者支援 主な流れ

2020年	
3月17日	政府系金融機関で実質無利子・無担保融資の取り扱い開始
4月30日	20年度第1次補正予算が成立。 時短営業・休業に応じた飲食店への「協力金」などに充てられる地方創生臨時交付金を創設
5月1日	売り上げ半減の事業者に最大200万円を支給する「持続化給付金」の申請受け付け開始
7月14日	家賃負担軽減へ最大600万円を補助する「家賃支援給付金」の申請受け付け開始
2021年	
3月8日	緊急事態宣言の影響を受けた飲食店取引先などに最大60万円を支給する「一時支援金」の申請受け付け開始
3月26日	業態転換などに取り組む中小企業を支援する「事業再構築補助金」の公募開始
6月16日	緊急事態宣言などの影響を受けた飲食店取引先などに月額上限20万円を支給する「月次支援金」の申請受け付け開始
12月20日	21年度補正予算が成立。法人などに最大250万円を支給する「事業復活支援金」を創設。対象を売り上げ30%減の事業者に拡大

浜田　「一時支援金」や「月次支援金」を巡っては、緊急事態宣言地域だけでなく、人流減少の影響を受けた地域や、まん延防止等重点措置地域も対象要件に入れたことが公明党の大きな実績です。休業に伴う協力金は、100平方メートルごとに1日2万円とするなど事業規模に応じて支給できるようにしました。

一方、支援金の使い勝手を良くする措置も公明党が推進しました。代表的なのは、各給付金や補助金の申請をオンライン化したことです。迅速な交付を可能にした一方で、オンラインに対応できない人向けに申請サポート会場の開設にも尽力しました。

「家賃支援給付金」では、視覚障がい者の代筆や身体障害者手帳での身元確認を可能にしたことも公明党らしい取り組みです。事業再構築補助金の「事前着手」や「概算払い」を導入したことも多くの事業者から喜ばれています。

コロナ克服と日本再生に向け、これからも公明党は総力を挙げて事業者の声に応え、事業継続を支えていく決意です。支援策が事業者に活用されるよう、地方議員と連携して周知徹底にも取り組んでいきます。

◇

【追記】「持続化給付金」は21年2月に終了、約424万件の事業者に給付。「家賃支援給付金」は21年2月に終了し、約104万件が給付。「一時支援金」は21年6月、「月次支援金」は22年1月に終了、両支援金の給付件数は22年2月28日時点で計約289万件に上る。

実績物語

持続化給付金の対象拡大

フリーランスらの願い受け〝前例なき支援〟矢継ぎ早に

〈公明新聞2020年7月22日付〉

■「苦しむ事業者のため」国会論戦で道開く

「必ず道を切り開き、一人でも多くの人に給付金を届ける」。公明党内のチームで持続化給付金を担当する参院議員の浜田昌良と衆院議員の鰐淵洋子は、そう覚悟を固めていた。

新型コロナウイルスの影響で苦境に立つ事業者の事業継続を支えるために——と公明党が制度設計から携わり、2020年5月に創設された持続化給付金。これまでに

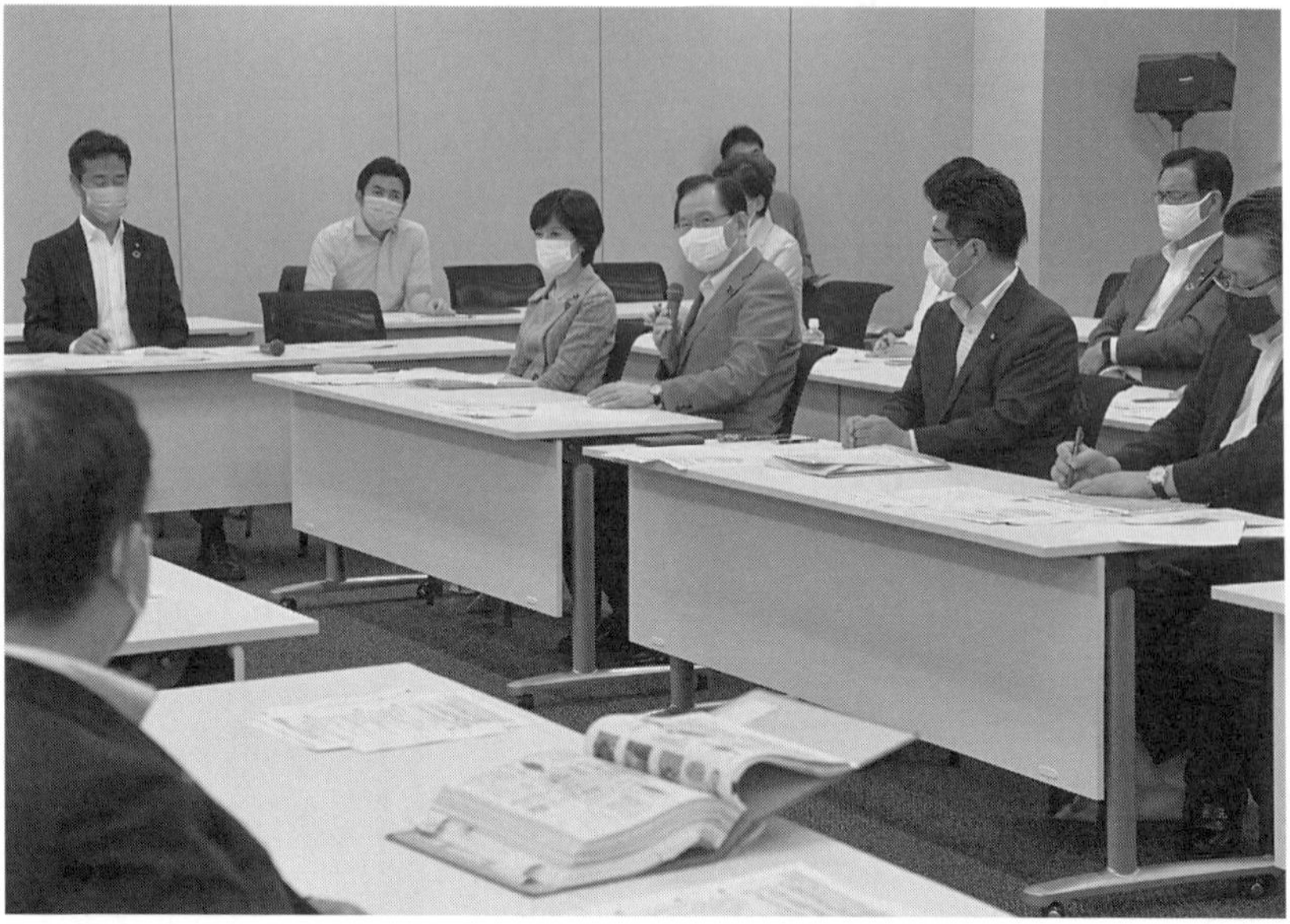

持続化給付金をより使いやすい制度にするため、真剣な議論を重ねる浜田（中央）と鰐淵（左隣）ら＝2020年７月15日　衆院第２議員会館

２５０万を超す経営者に着実に届けられ、「本当に助かり感謝している」「固定費の支払いや借り入れの返済に充てられた」と安《あん》堵《ど》の声が広がっている。

＊

一方、税の申告方法の違いで対象から漏れたフリーランスからは、要件緩和を求める訴えが地方議員にも寄せられた。その切なる願いを受け、浜田や鰐淵を中心に党会合や、国会論戦で、政府に改善を求めていた矢先、５月14日付の全国紙に〝別の補助金で支援〟との方針が報じられた。

「一歩も引かない。絶対に持続化給付金で」。浜田は朝刊を手に、鰐淵や政務調査会長の石田祝稔と電話で対応を相談。連日のように、政府側との協議に汗を流した。

＊

そもそも持続化給付金は、前年に比べ収

入が半減した中小企業（最大２００万円）や個人事業主（同１００万円）に支給するものだ。事業収入を得る法人も個人も幅広い業種が対象になり、使い道を限らず事業全般に使える〝前例のない給付金〟とＰＲされた。

だが、減収の証明は、税務処理上の事業所得で判断されるため、主な収入を雑所得や給与所得として計上するフリーランスが対象外に。20年に創業した中小企業も、前年との売り上げが比較できないことを理由に給付金が得られなかった。

政府は課題を認めながらも、迅速な支給を進める観点から制度の修正には二の足を踏んだ。局面を打開したのは、現場第一に徹する公明党の執念だった。

＊

「政府の補助金案では使途が限られ、コロナ禍で苦しむフリーランスを救えない」「スピードも重要だが、丁寧な対応を」。浜田と鰐淵の訴えに呼応するように、公明議員が国会質問で、石田も5月20日の記者会見で主張。同22日に官房長官の菅義偉に申し入れた政策提言にも盛り込んだ。

党一丸の矢継ぎ早の行動が実を結び、同日夕に経済産業相の梶山弘志が対象拡大を正式発表、６月29日の申請開始にまでこぎ着けた。その後も、給付金を必要とする人に確実に届けられるよう、石田らは7月17日に経産相にきめ細かな対応を求め、すぐさま運用を改善させた。

「どこまでも現場に寄り添い、より良い制度にしていく。苦しむ事業者のために」。浜田と鰐淵の決意に揺らぎはない。

（敬称略）

中小企業に家賃支援

事業継続へ下支え　臨時交付金1兆円を確保

〈公明新聞2020年7月24日付〉

■国と自治体の「両輪」で実施

事業者が支払う固定費の中でも特に負担が大きいのが家賃だ。新型コロナウイルスの影響で中小企業や個人事業主の多くは売り上げが減る中で、事業所や店舗の家賃支払いが重くのしかかる。

事業者から窮状《きゅうじょう》を耳にしてきた公明党は、国の直接給付と自治体への財政支援を「車の両輪」として、対策を一貫して推進した。それが、売り上げの急減した事業者に最大600万円を支給する「家賃支援給付金」と、自治体向けの「地方創生臨時交付金」の拡充である。

＊

2020年5月1日、公明党は自民党と共に、家賃支援に関する与党提言に向けて協議を開始。公明側からは副代表の北側一雄、国土交通部会長の岡本三成（衆院議員）らが実務を担った。

「自治体の判断を尊重する形で財政支援をしっかりやりたい」。北側、岡本は一貫

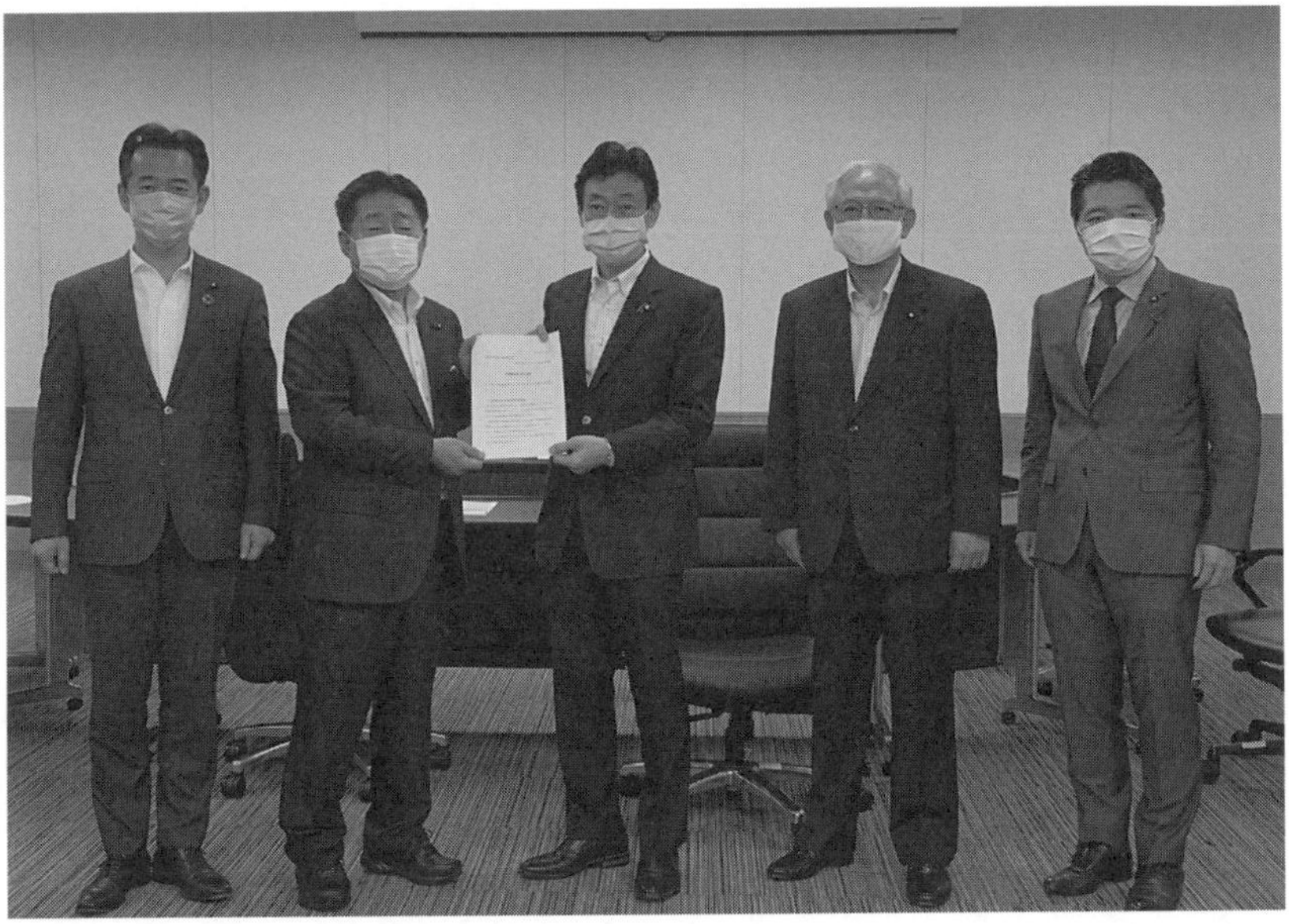

臨時交付金の拡充を西村（中央）に要請する北側（左から２人目）と岡本（左隣）ら＝2020年５月20日　内閣府

して主張した。地域の実情に応じて独自で支援策を講じる自治体をしっかり支えたいとの思いからだった。大型連休中、断続的に協議は続いた。

その結果、提言の柱には国による給付金の仕組みと併せて、臨時交付金の拡充がしっかり明記された。ある経済の専門家からは「与党案に自治体への支援策の拡充が盛り込まれたことは高く評価できる」との声が寄せられた。

同８日、提言を受けた首相の安倍晋三は「政府として全力で取り組んでいきたい」と回答。公明党の主張が20年度第２次補正予算案に盛り込まれることとなった。

＊

即座に公明党は、臨時交付金の具体化に向けた議論に着手。一番の課題は、自治体への配分額をどう決めるか。自治体向け交付金は、従来、財政力の厳しい地域に厚く配分される。だが、今回は事情が異なる。感染者が多く、家賃支援のニーズが集中する東京都や大阪府など大都市に配慮する必要があった。

同14日、党代表の山口那津男は安倍との電話会談でこの点を考慮するよう要請。20日には、党対策本部が経済再生担当相の西村康稔に対し、臨時交付金を家賃支援などに特化して1兆円を確保するとともに、事業所数に重点を置くなど大都市に手厚く配分するような仕組みを求めた。

最後まで政府と調整を続けた結果、2次補正には2兆円規模の給付金措置とともに、臨時交付金2兆円のうち1兆円を、家賃支援を含めた事業継続への対応として確保。自治体への配分も公明の要望が反映され、人口や事業所数を中心に算定されることが決まった。

＊

家賃支援給付金は7月14日から申請が開始。また臨時交付金の拡充を受けて、家賃支援に乗り出す自治体が増えている。

東京都は臨時交付金を財源に活用し、国の家賃支援給付金に独自に上乗せする方針を固めた。都議会公明党の要望を受けたものだ。

公明党は、奮闘する事業者に寄り添い続けている。

（敬称略）

一時・月次支援金の創設・拡充を推進

「緊急事態」「まん延防止」の影響受けた事業者を幅広く支援

２０２１年1月以降の緊急事態宣言に伴う飲食店の時短営業や外出自粛の影響で売り上げが半減した中小事業者向けに創設されたのが「一時支援金」だ。公明党の強い主張を受け、幅広い事業者を対象に支給された。

21年1～3月の売り上げが前年か前々年と比べて1カ月でも50％以上減ったことを条件に、中堅・中小企業など法人に最大60万円、個人事業者に同30万円を給付。対象は、緊急事態宣言発令地域の飲食店と直接・間接の取引があるか、不要不急の外出・移動自粛による直接的な影響を受けた事業者。具体的には、▽飲食店に食材や備品、サービスを提供する事業者▽時短要請の対象外となっている飲食店▽農漁業者など生産者▽旅館や土産物店など対面で商品・サービスを提供する事業者とその取引先――など。さらに、収入を雑所得として計上しているフリーランスや、新規開業した事業者、事業活動を寄付金などに依存する「寄付型ＮＰＯ法人」に対しては、事業者向けの「持続化給付金」と同様に特例措置が適用された。

新型コロナの影響が長期化する中、21年4月分以降は、一時支援金の制度設計を引き継ぐ形で「月次支援金」が創設。緊急事態宣言、まん延防止等重点措置の影響を受けた事業者に月額最大20万円が給付されることになった。

小さな声と、公明党

持続化給付金

地域に根を張る。だから届く

〈公明新聞2021年8月18日付〉

東京都心で個人タクシーを営業している斉藤一夫さん（75）。この道38年。優しいハンドルさばきに人柄がにじむ。乗客から「安心感が違う」と評判だ。

コロナ禍は、腕利きのドライバーをも容赦なく襲った。東京に初めて緊急事態宣言が発令された2020年4月。稼ぎ時の夜間に乗客が途絶えた。昼の営業に切り替えるも「2時間待つのは当たり前」。月の売り上げは平時の3分の1にまで減っていた。

肩を落として帰宅する一夫さんを、会計を預かる妻の和枝さん（69）は明るく励ました。「真面目に頑張ってきたんだから大丈夫よ」。そう言いながら和枝さんも、月々の支払いや将来を思うと不安が込み上げた。廃業という選択肢もよぎった。

その矢先、斉藤夫妻は、公明党の推進で創設された「持続化給付金」を知る。売り上げが急減した事業者を支えるため、中小企業に最大200万円（個人は同100万円）を支給する制度だ。早速、電子申請し

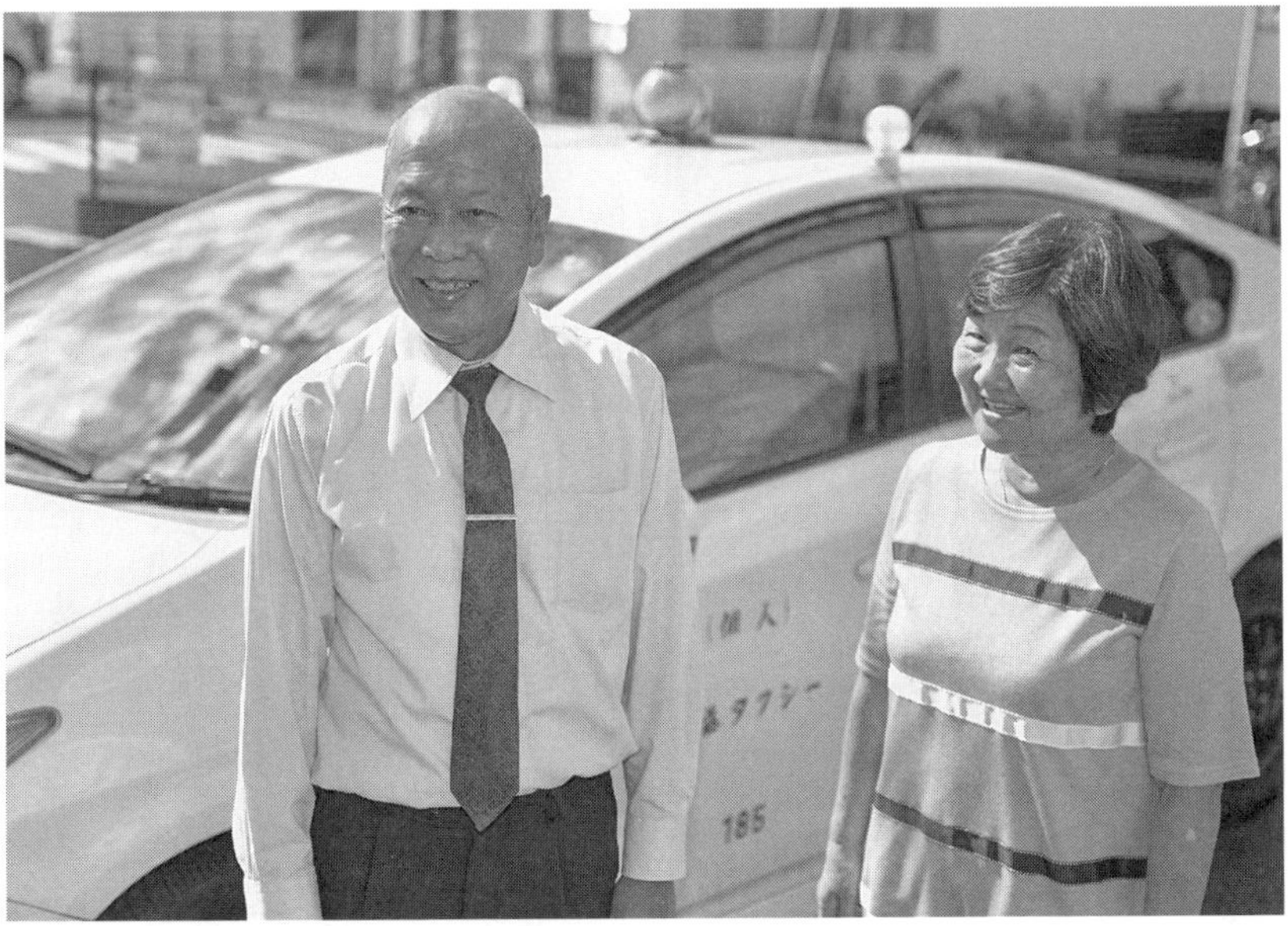

苦境を乗り越えたタクシー運転手の斉藤一夫さん（左）と、妻・和枝さん＝2021年８月10日　東京・練馬区

た。

ところが書類の不備で受理されない。慣れない手続きに困り果てた。地元の公明区議に相談すると、すぐに駆け付け、不備を発見。申請は無事に通り、１週間で給付金が振り込まれた。

タクシー業界への逆風は続くが、一夫さんは「一番厳しかった数カ月を乗り切れた」と笑顔。和枝さんは「相談できる身近な議員に感謝。地域に根を張る公明党がいるから、国の政策が庶民に届く」と実感を込める。

持続化・家賃支援給付金

唯一の〝庶民の味方〟と確信

「公明党は庶民、弱者、障がい者の味方」——。千葉県習志野市に住む浜田正輝さんは、確信を持ってこう語る。

浜田さんは、幼少の頃に視力を失った。その後、努力を重ね、はり・整体の技術を身に付けた。同県船橋市に自身の治療院を構えるが、コロナ禍で客足が途絶え、1週間の収入がゼロという時もあった。

苦境の中で、頭に浮かんだのが公明党だった。これまで公明党の議員との関わりはなかったが、日頃の政治姿勢から〝福祉の党〟との印象を持っていた。話だけでも聞いてほしい。そんな思いを持っていた矢先、山口那津男代表の事務所に相談する機会を得た。

議員秘書は真摯《しんし》に話を聞いてくれた。翌日には、売り上げが急減した事業者に支給される「持続化給付金」の活用を勧められ、「なんでも相談を」と地元の国会議員にもつなげてもらった。

山口代表からはその後も、直接、励ましの電話をもらうなど、サポートは続いた。

〈公明新聞2021年9月15日付〉

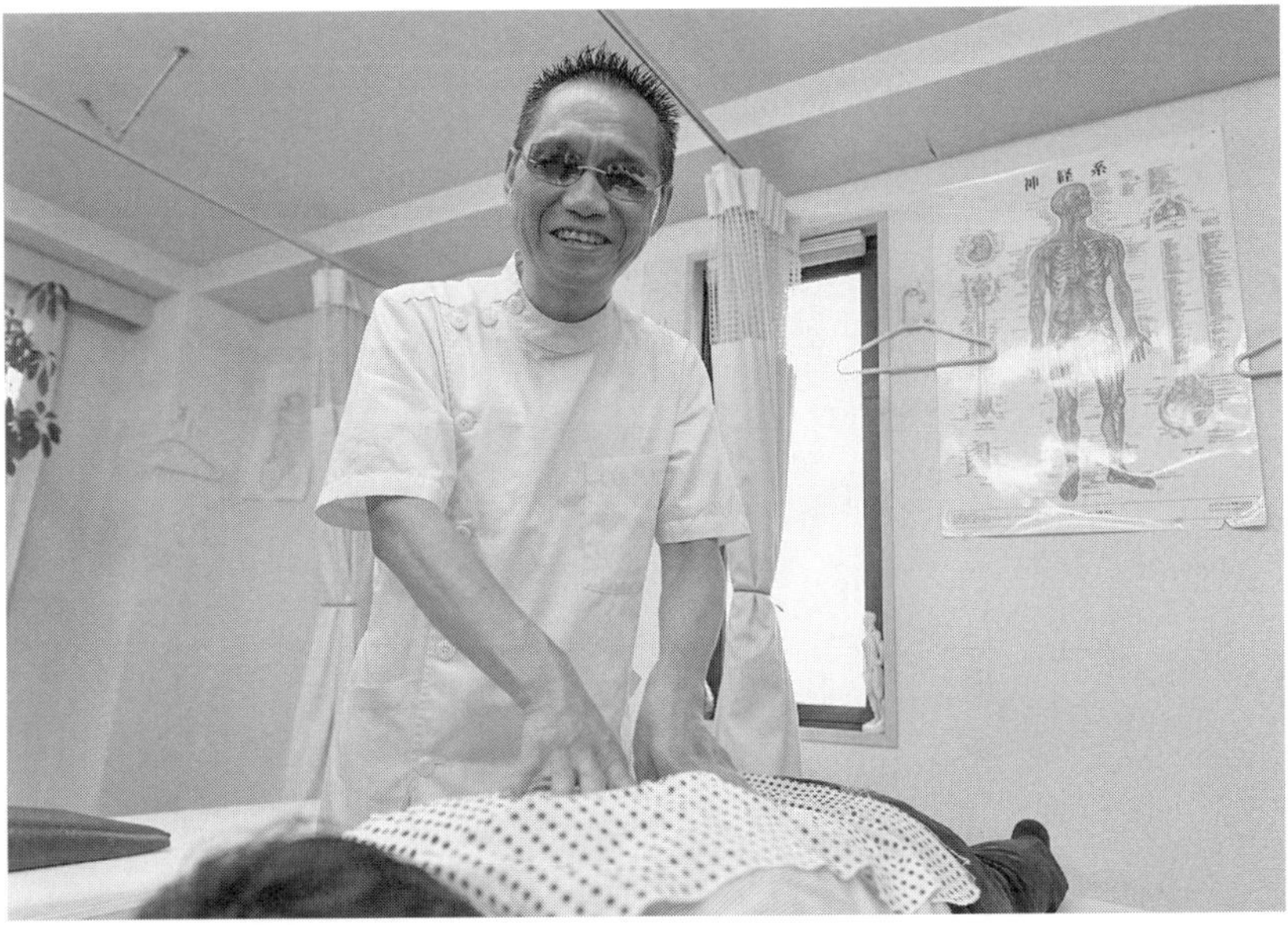

「公明党のおかげで治療院を続けることができた」と喜びを語る浜田さん＝2021年９月９日　千葉・船橋市

事業者の家賃負担を軽減する「家賃支援給付金」の手続き。自署欄の代筆は認められず、視覚障がい者には障壁となっていた。申請要件の緩和も要望したところ、改善された。「ここまでの支援は想像できなかった」。浜田さんの率直な思いだ。

現在も公明党の国・地方議員の協力を得て、仕事は継続できている。浜田さんは声を大にして訴えたいという。「一人の庶民のために動く。これが本来の政治の姿であり、それができるのは公明党しかいない」

小さな声と、公明党

一時・月次支援金
すぐ行動、丁寧な対応が強み

〈公明新聞2021年9月16日付〉

コーヒーを頼めば朝食が付いてくる。〝モーニング文化〟が自慢の名古屋市で喫茶店「さんぱうろ」を営む舟橋左門さん。親の代から60年以上、お店を守ってきた。コロナ禍の苦境は、「厳しさでは、これまでで一番」と実感を込める。

2020年4月の初の緊急事態宣言から、人流の減少で客足が遠のいた。ただ、「変わらず通ってくれている常連客がいる」と、粘り強く営業を続けてきた。

営業時間の短縮要請に応じた飲食店などへの「協力金」は、朝から夕方までの営業が多い喫茶業界にはなじまなかった。舟橋さんが理事長を務める愛知県喫茶飲食生活衛生同業組合には、「売り上げが落ちているのに何の支援も受けられない」と、組合員からの苦情が相次いだ。

そんな時。公明党の里見隆治参院議員が「何か困り事はありませんか」と直接、話を聴いてくれた。窮状を伝えると、すぐさま支援を模索。21年1月の緊急事態宣言に伴って売り上げが半減した事業者向けの

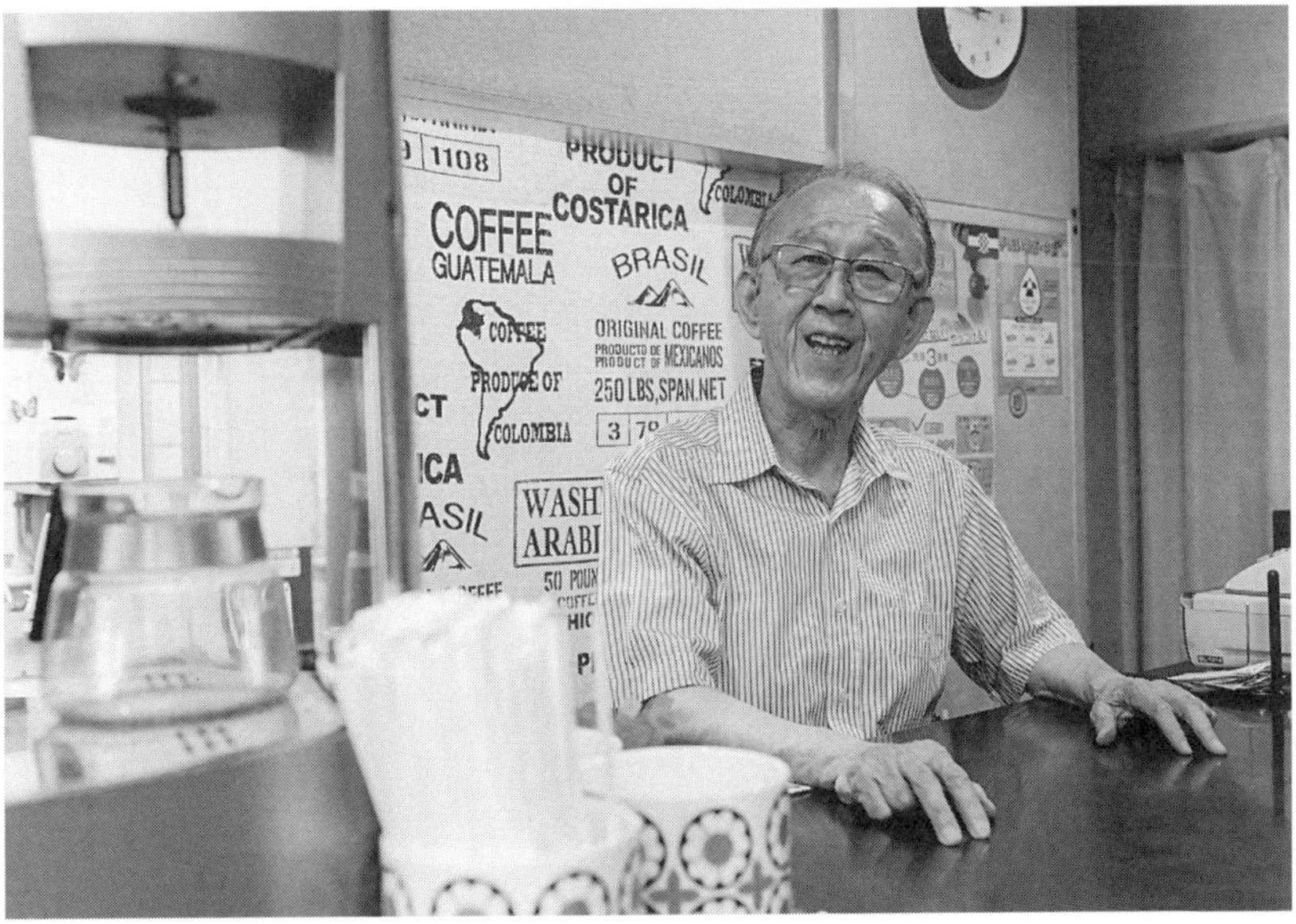

歴史ある喫茶店を守ってきた舟橋さん＝2021年９月８日　名古屋市

「一時支援金」の対象要件に、時短協力金の対象外だった喫茶店などの昼間営業の飲食店が追加された。

「何とかしようと一生懸命動いてくれた。うれしかった」

一時支援金に続き、21年4月以降の「月次支援金」の対象も拡大された。国の制度を補填《ほてん》する県の支援制度もあり、幅広い事業者が恩恵を受けている。

「喫茶店の業界、文化を守っていきたい。きめ細かな対応、支援が公明党の強み。これからも頼みにしている」。舟橋さんが即答してくれた言葉だ。

小さな声と、公明党

NPOへの支援
目の当たりにした「聴く力」

〈公明新聞2021年9月16日付〉

「持続化給付金のおかげで活動がつながった」。認定NPO法人スマイリングホスピタルジャパン（SHJ）代表理事の松本惠里さんは、ほっと胸をなでおろした。

SHJは、重い病気や障がいと闘う子どもたちを励まそうと、音楽家などプロのアーティストを病院に派遣したり、在宅訪問による学習支援を行う。「つらい治療を乗り越える力になりたい」――。設立の原点には、院内学級の教員を7年務めた松本さんの思いが詰まっている。

小児病棟をアーティストが訪れる際には、事前に予防接種や抗体検査を受けるなど、平時から感染症対策には万全を期してきた。しかし、コロナ禍を境に病院訪問は休止に。「新しい挑戦をしなければ活動が途切れてしまう」と試行錯誤する中で、運営費は減少していた。

2020年9月、朗報が入る。持続化給付金の要件が緩和され、寄付金などを活動資金にしている「寄付型NPO」も新たに対象に加わった。NPO団体の声を受けた

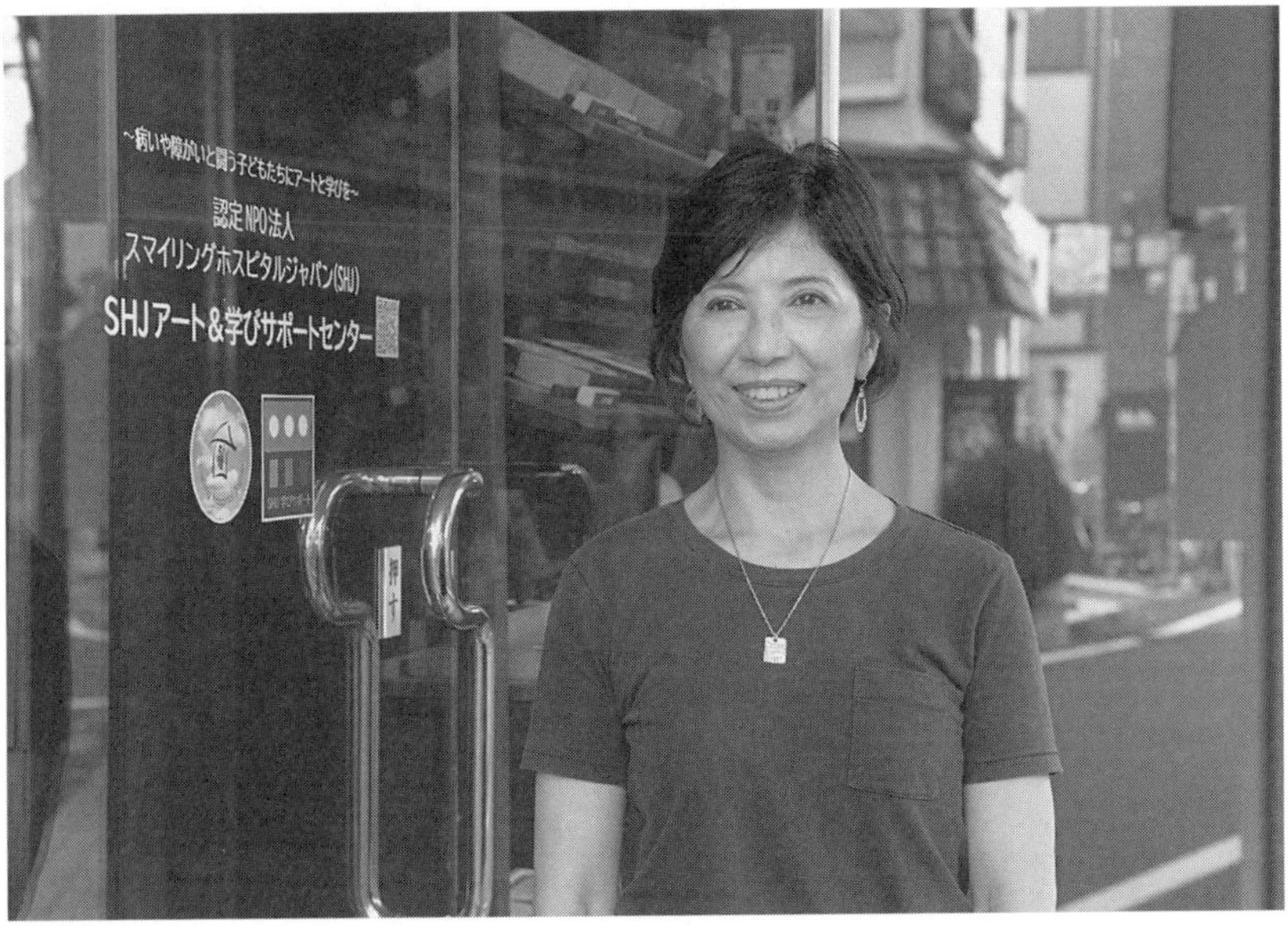

「闘病中の子どもたちに笑顔を届け続けたい」と語る松本さん＝2021年９月13日　東京・杉並区

公明党が、政府と粘り強く交渉を重ねて実現した。

松本さんは21年３月、給付金を元手に、在宅訪問で支援中の子どもが通える学びの拠点を開設。６月には拠点のスタジオと小児病棟を映像・音声で結ぶ「オンライン訪問」も始めた。画面越しに映る子どもたちのキラキラした笑顔に触れた時、「やっと届いた」と喜びが込み上げた。

松本さんは語る。「制度の改善に尽力した公明党に感謝。ポスターで見た『小さな声を、聴く力』の意味を知りました」

農林漁業者を支える「経営継続補助金」

販路回復・開拓や感染防止策を後押し

■農福連携など対象幅広く

新型コロナウイルス感染拡大の影響で苦境に陥る農林漁業者を対象とした支援策で注目されたのが、「経営継続補助金」の創設だ。販路回復・開拓など事業継続や感染拡大防止策に取り組む経費の一部を最大150万円補助する。公明党が強力に訴えたもので、2020年度第2次補正予算に200億円が計上された。

対象は農林漁業者で個人、法人は問わない。公明党の主張が実り、農業法人や農事組合法人のほか、農業を障がい者雇用の場として生かす「農福連携」を行う社会福祉法人やNPO法人など、幅広い事業者が対象となった。

補助の仕組みは、販路回復のための無人販売機の導入や展示会への出展など、事業継続に関わる経費の4分の3を補助（上限100万円）。これに加え、消毒・清掃費や飛沫対策費など感染拡大防止策を講じた場合、50万円を上限にその経費を全額補助する仕組みとなった。

公明党は20年5月26日、都市農業振興プロジェクトチームと農林水産部会が当時の江藤拓農水相に対し、農福連携や農業体験イベントなど幅広い取り組みに活用できる、農林漁業者を支援する補助金の創設を要請。国会では、当時の石田祝稔政務調査会長が6月8日の衆院本会議で、「農林水産業の経営に資する強力な支援は不可欠」として、補助金の創設など手厚い施策の必要性を訴え、実現を後押ししてきた。

経営継続補助金は、1次、2次募集を合わせて、累計12万4588件が採択された。

識者が語る

使いやすい農業版の補助金

全国農業協同組合中央会（ＪＡ全中）常務理事　金井健氏

〈公明新聞2020年6月16日付〉

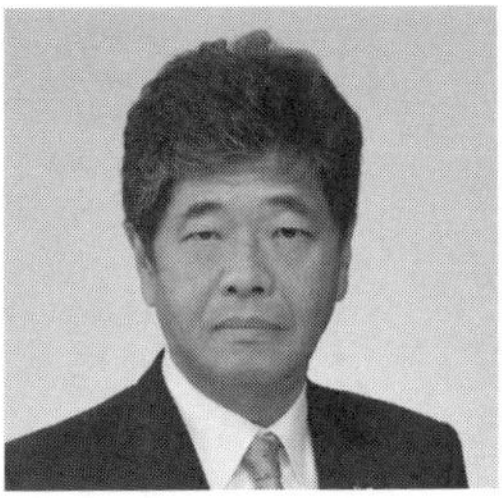

新型コロナウイルスの影響で、花卉《かき》や果実、畜産など多くの農家の経営は厳しい状況にある。

国の支援策として、商工事業者向けに販路開拓の取り組みを支援する「持続化補助金」があるものの、仕組み上、農業者が使いにくい。そこで、公明党に対し、農業版の持続化補助金の創設を求めたところ、提言にまとめ政府に届けてくれ、2020年度第2次補正予算に経営継続補助金が盛り込まれた。本当に感謝している。

現場から、ほとんどの農業者が対象となり、使いやすい上に、補助率4分の3などと手厚い支援になっているとの声が多く寄せられている。

ＪＡとして、経営継続補助金を活用して農業者と二人三脚で経営維持に取り組み、コロナ禍を乗り越えていきたい。

2. 地方発の取り組み

地方創生臨時交付金で幅広く支援

桝屋敬悟・党組織委員長に聞く

〈公明新聞2020年7月12日付〉

政府は、自治体が取り組む新型コロナウイルス感染症対策を財政面から強力に後押ししています。大きな柱の一つが、2020年度第1次、2次補正予算に盛り込まれた計3兆円の「地方創生臨時交付金」です。同交付金の特徴や公明党の取り組みなどについて、桝屋敬悟・党組織委員長（衆院議員）に聞きました。

■主な特徴

国主導の政策を補強

――地方創生臨時交付金と国が主導する支援策との違いは。

桝屋組織委員長 政府は2020年の通常国会で新型コロナウイルス感染症対策として2度の補正予算を編成しました。この中で、公明党の強い主張により、1人一律10万円の特別定額給付金や、売り上げが半減した中小企業を支援する持続化給付金などが実現しました。これらは国が主導して実施する支援策です。

ただ、コロナ禍の影響を受けた人は非常に多い。事業者の家賃支援のように家賃水準が都市部と地方で異なるなど地域差もあります。幅広く支援の輪を広げる視点が必要です。そのため、公明党は国の支援だけでなく、自治体が独自に事業を補強できるような仕組みをつくるべきと考え、その財源として臨時交付金の創設・増額を推進してきたのです。

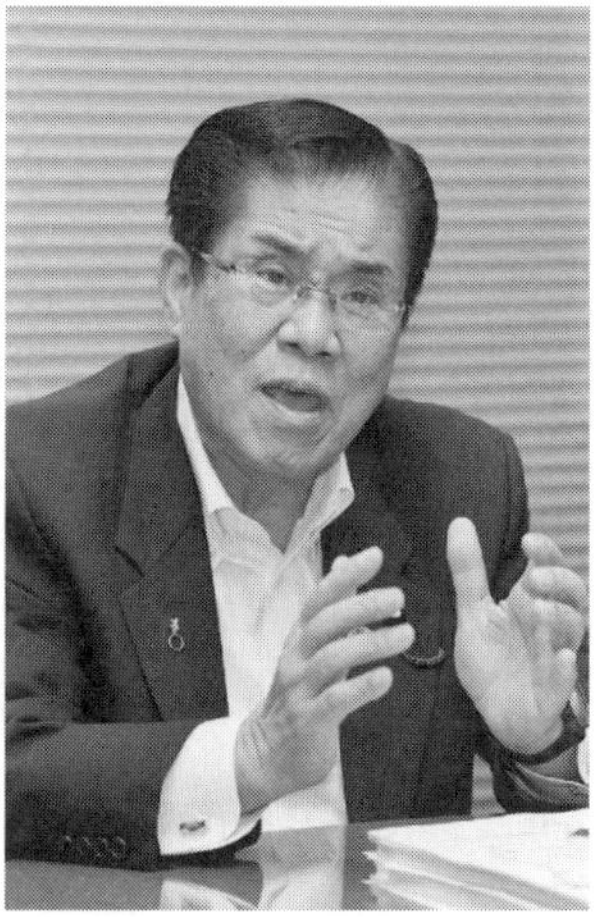

この交付金は、政府が自治体ごとの配分額の上限を示し、自治体はそれに沿って事業の実施計画を国に申請する形で利用できます。

■活用方法

事業継続・雇用維持、「新しい生活様式」感染防止など
自治体の独自策の実現を下支え

――臨時交付金の具体的な使い道は。

桝屋　非常に幅広い事業に使えるようにしています。20年度１次補正分（１兆円）は、すでに全ての自治体から事業の実施計画が国に提出済み。各地の公明議員が６月定例会などで、臨時交付金を活用して、休業要請に伴う協力金や、国の一律10万円給付の対象とならない新生児への支給、事業者に対する独自の給付金などを提案し、実現した事例も生まれています。

２兆円を増額した２次補正分は、①家賃支援

を含む雇用維持と事業継続②「新しい生活様式」への対応――にそれぞれ1兆円ずつ使い道を配分【「事業例」参照】。各自治体に対する配分額は、①が人口や事業所数、感染状況、②が人口や財政力などに応じて、それぞれ配分されます。

2次補正分は、新型コロナで影響を受けた家計、企業などへの支援や、感染拡大に備えた医療体制の整備、さらにはポストコロナを見据えた地域経済の活性化など、より一層幅広く使えるようになっています。

例えば、ひとり親家庭や単身高齢者への支援では、子ども食堂やデイケアなど直接集まって支え合う活動が難しい中、オンラインによる見守りやSNS（会員制交流サイト）を使った相談事業の実施に充てられます。災害時の避難所の感染症対策に備え、マスクや消毒液、パーティションなどの物資調達などにも活用可能です。

当面の対応策にとどまらず、コロナ禍というピンチをチャンスと捉えて地域活性化に生かすとの視点で考えて良いと思います。

■公明の取り組み

現地調査などを基に地方議会で具体化を

――公明党の取り組みは。

桝屋　繰り返しになりますが、自治体が臨時交付金を活用するには、国に実施計画を提出する必要があります。2次補正分については9月末まで計画提出を受け付けています。地域の課題解決と活性化へ戦略を練ることができます。

公明党は現在、国と地方の議員が連携しながら、新型コロナ感染拡大の影響について、直接訪問、あるいはオンラインを活用して、現場の声を聴く調査を各地で展開しています。調査で集めた声を基に、交付金活用策を主体的に立案し、各地方議会の9月定例会や首長への要請活動などで提案していきたい。

それぞれの地域で課題を解決するためにも、公明議員のネットワークの力を最大限に発揮し、先進的な事例を共有しながら、自治体の創意工夫が光る事業を力強く推進していきます。

◇

【追記】「緊急事態」「まん延防止」の発令に伴い、休業や営業時間短縮に応じた飲食店などへの協力金の支給について、公明党は国と地方の議員が連携して強力に後押し。自治体の事業者支援などを促すための地方創生臨時交付金は増額を重ね、20年度の第1～3次補正予算、21年度補正予算を合わせて、約11兆3000億円を計上。このほか、協力金の支払いなどの機動的な対応を支援するため、国の予備費から計約3兆872億円が自治体に配分された。

地方創生臨時交付金（2020年度 2次補正分）主な活用事業例

家賃支援を含む事業継続や雇用維持 1兆円	「新しい生活様式」を踏まえた地域経済の活性化 1兆円
● 休業要請に伴う協力金	● 観光・飲食施設、医療機関・公共交通機関など「3密」対策
● 事業者への家賃支援	● キャッシュレス決済の普及推進
● 観光関連産業の経営支援	● 行政手続きのオンライン化
● タクシーなど飲食物等の配達代行への支援	● 避難所における物資調達など感染症対策支援
● 子育て世帯、家計急変の学生、困窮者に対する給付金	● 高校などにおけるPC・タブレット端末の導入
● 文化芸術・スポーツ団体やフリーランスの活動継続・再開	● オンライン診療・服薬指導の推進
● 農林水産物の販路拡大など経営継続への取り組み	● オンラインによる高齢者の見守りやSNS相談事業
● 失業者や内定取り消し、派遣、学生など雇用創出支援	● 新技術を活用した物流の効率化
	● 旅行・宿泊商品の割引支援やプレミアム商品券の発行

※内閣府の資料を基に作成

交付金で自治体のコロナ対策後押し

地域経済再生や医療体制整備など活用進む

〈公明新聞2020年8月15日付〉

政府の2020年度第1、2次補正予算に、自治体の新型コロナウイルス対策として盛り込まれた地方創生臨時交付金（計3兆円）。このうち1次補正分（1兆円）に盛り込まれた自治体独自の事業に充てる約7000億円が、20年7月22日までに全自治体に配分された。これを活用し、地域経済の再生や医療体制の整備、協力・給付金など、全国で2万3595事業が展開されている。各地の工夫例を紹介する。

妊産婦×飲食店支援、ワーケーション推進

臨時交付金を活用した事業の中には、公明議員の提案、要望が反映されたものも数多い。

北海道旭川市は、妊産婦への生活支援とコロナ禍の影響を受けた飲食店の支援をつなげた。市内在住の妊産婦を対象に、飲食店のテークアウトやデリバリーに使用できる5000円分の「フードチケット」（500円券×10枚）を無料配布。2020年9月末まで利用できる。市議会公明党が同年4月、市に要望した内容に沿っ

各地の工夫した取り組み

三重県
ワーケーションの推進へ宿泊施設での通信環境の整備などを支援

青森県佐井村
情報提供システムの構築へタブレット端末を全世帯に配布

千葉県市原市
小中学校の授業で大学生による学習支援。大学生に対する経済的支援にもつなげる

静岡県袋井市
市民が県外にいる親族に地元農産物を割安で届けられる「ふるさと農産物応援便」

高知県須崎市
タクシー業者、飲食店と連携し、独居高齢者宅への訪問配食を通した見守り活動

北海道旭川市
妊産婦に飲食店で使えるフードチケットを無料配布。飲食店の支援にもつなげる

埼玉県桶川市
3密を避けるため乗車したまま買い物できる「ドライブスルーマルシェ」を開催

東京都利島村
離島の診療所に電子カルテを導入し医療機関の連携強化

鳥取県大山町
宿泊施設を支援するため町民を無料で招待するツアー事業

たもの。利用者からは「コロナのせいで買い物に出るのは不安。デリバリーを安く利用できるのはありがたい」と喜びの声も上がっている。

三重県は、観光地などで休暇を楽しみながらテレワークで働く「ワーケーション」を推進する事業を展開。県内の宿泊施設などで、通信環境の整備などを支援する。現在、受け入れ体制の構築に向けたモデル事業の業務を受託する事業者を募集している。ワーケーションの推進は、公明県議が19年12月議会でいち早く取り上げていた。

このほか、離島の診療所に電子カルテを導入（東京都利島村）、住民への情報提供のために全世帯にタブレット端末を配布（青森県佐井村）、宿泊施設の支援で町民が無料で宿泊できるツアー（鳥取県大山町）など、各地の実情に応じ、工夫された事業が行われている。

3. 税制改正

21年度大綱　家計や事業者の負担軽減

西田実仁・党税制調査会長に聞く

〈公明新聞2020年12月15日付〉

2021年度与党税制改正大綱は公明党の主張を反映し、固定資産税の負担軽減や住宅ローン減税の特例延長など、新型コロナウイルスへの対応を重視した内容となりました。大綱のポイントを公明党の西田実仁税制調査会長に聞きました。

■コロナ禍の窮状受け止め減税規模600億円に

――今回の改正の意義は。

西田税調会長　税制改正に向けて公明党は、生活者の声に耳を傾け、各業界や団体から要望を受けてきました。その多くは、新型コロナの収束が見通せない中で募る家計への不安や、経営悪化に直面する事業者の窮状です。

人々の担税力が落ち込む中で、納税者の負担をどう軽減するか。その一方で、脱炭素やデジタル化へ世界が大きく動いている中、次の時代を切り開く投資を促す必要もあります。今回、そうした〝守りと攻め〟の両面から活発に議論し、厳しい時代に希望を見いだせるような大綱を練り上げることができました。国・地方を合わせた減税規模は総額６００億円程度に上る見通しです。

――固定資産税の負担軽減が焦点となりました。

西田　21年度が３年に１度の評価替えの年に当たりますが、評価額は上昇傾向にあった20年1月1日時点の地価が基になります。そのまま課税した場合、その後のコロナ禍で打撃を受けた事業者や家計にとって税負担が過重になってしまうとの懸《け》念《ねん》がありました。

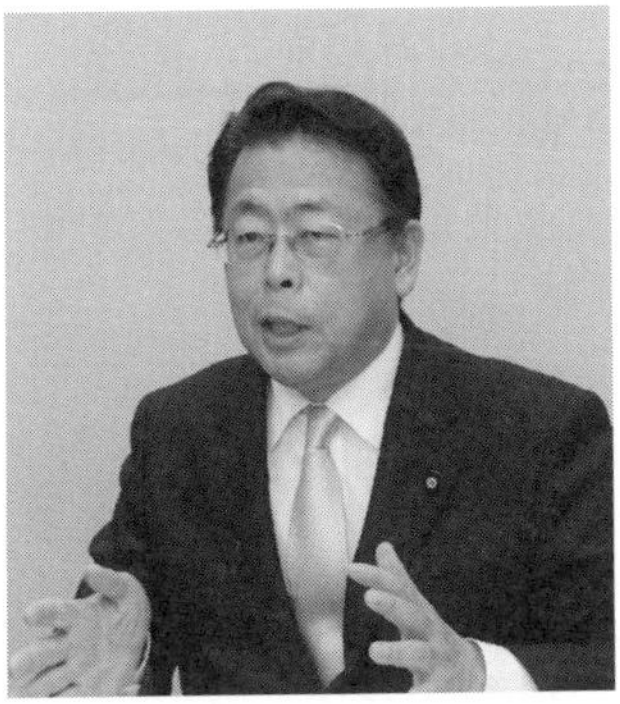

そこで公明党は税額を20年度と同額に据え置いた上で、対象については公平性の観点から、商業地だけでなく住宅地や農地など全ての土地を含めるよう強く主張し、その主張が全面的に通りました。

■中小企業の生産性向上促す仕組みも

――中小企業支援では。

西田　法人税の軽減税率を維持するとともに、生産性向上を目的とした企業の再編を促す税制を盛り込みました。具体的には、中小企業の株式を取得した後に生じた想定外の損失に対応できるよう、準備金を積み立てたときは、損金算入が可能となります。公明党が訴えてきた第三者への事業承継が後押しされます。

――住宅や自動車に関する税制も注目されました。

西田　住宅ローン減税については、控除を13年間受けられる特例措置の適用期限を延長するほか、面積要件も緩和されます。エコカー減税も減免対象を現行水準で維持した上で、30年度燃費基準の達成に応じた仕組みとします。また納税環境の向上に向けては、原則、押印義務を廃止するとともに、公明党が進めてきた国税の「スマホ納付」が可能となります。

ポストコロナを見据えた税制では、脱炭素化やデジタルトランスフォーメーション（ＤＸ）を力強く推進する設備投資減税を導入します。

――子育て支援でも公明党の訴えが反映されました。

西田　子育て関連の事業が進むよう、自治体が実施しているベビーシッターや認可外保育所の利用助成金について、所得税を非課税としました。この助成金は20年4月、東京都議会公明党の要望を受けて、コロナ対応特例として非課税とされましたが、今回はその特例を恒久化するものです。また産後ケア事業に関しても、その委託料について消費税を非課税とします。

21年度与党税制改革大綱

公明の主張が反映された主な項目

住宅	住宅ローン減税の入居期限を22年末に延長。床面積の要件緩和
自動車	エコカー減税を23年4月まで延長。購入時の軽減措置も21年末まで継続
子育て	ベビーシッターの助成金を非課税に。産後ケア委託料も消費税を非課税に
土地	商業地や住宅地など全ての土地で固定資産税が増えないようにする
中小企業	合併や買収、将来の成長に向けた設備投資や雇用を促す優遇措置
脱炭素	温室効果ガスが大幅に減る設備投資は投資額の最大10%を法人税額から控除
デジタル	クラウドサービスの導入などで投資額の最大5%を法人税額から差し引く
手続き	税務手続きでの押印を原則廃止。スマホアプリによる納税を可能に

22年度大綱　「成長と分配」促す

西田実仁・党税制調査会長に聞く

〈公明新聞2021年12月12日付〉

2022年度の与党税制改正大綱は、公明党の主張を踏まえ、焦点となっていた企業の賃上げを促進する税制の強化をはじめ、土地に対する固定資産税の負担軽減や住宅ローン減税の延長など、新型コロナウイルスの影響を受ける暮らしや事業者を力強く支える内容となりました。税制改正大綱のポイントについて、公明党の西田実仁税制調査会長に聞きました。

■賃上げを強力に後押し

――改正の意義は。

西田税調会長　新型コロナウイルスの影響が長期化する中で、新たな変異株の出現や原油高などにより、経済の先行きの不透明感が高まっています。2022年度の税制改正では、コロナ禍の暮らしや経済を立て直し、「成長と分配の好循環」を促すことが重要です。公明党は、生活者や業界団体からの要望を丁寧に聞き取り、その声を大綱に反映させました。

――**賃上げ税制の強化が注目されました。**

西田　賃上げに積極的に取り組む企業を後押しするため、公明党は当初から控除率を現在の

賃上げ税制強化のイメージ

	大企業	中小企業
現行制度の条件	新たに採用した従業員の給与総額を2%以上増やした場合	雇用者全体の給与総額を1.5%以上増やした場合
新制度の条件	継続雇用者の給与総額を3%以上増やした場合	現行の条件を維持
法人税から差し引く割合	給与総額を4%以上、教育訓練費を1.2倍以上にした場合 **最大の30%**	給与総額を2.5%以上、教育訓練費を1.1倍以上にした場合 **最大の40%**

15%から倍増すべきだと訴えてきました。その結果、大企業は最大30%、中小企業は最大40%と過去最高の控除水準を確保することができました。

ポイントは、中小企業の適用要件を「継続雇用者のみならず、新規雇用者も含めた雇用者全体の一時金も含めた給与総額」とし、控除率を上乗せできる教育訓練費増の要件を緩和したことです。これにより、例えば非正規雇用の人に対して転職先の企業が資格取得などの教育訓練を行い、前職から給与が上がるケースなども広く対象になります。

一方で、中小企業が賃上げの原資を確保できるようにすることも不可欠です。大綱には、大企業が下請け企業に妥当な対価を支払う取引の適正化がもたらされるよう、この税制の効果を注視していくと明記しました。

■固定資産税、商業地で軽減継続

――固定資産税を巡っては負担軽減策の継続が焦点となりました。

西田　21年度限りで導入した固定資産税の税額据え置きは、公明党の主張を踏まえ、地価が一定以上上昇した商業地について、税額の上昇幅を半減します。これにより、商業地の固定資産税負担は４５０億円程度軽減されることになりました。

固定資産税は市町村税の約４割を占める基幹税の一つでもあります。そのため負担軽減策を巡っては、自治体の税収減を懸念する自民党との間で意見に大きな隔《へだ》たりがありました。自民党が税額の据え置き措置について、予定通り終了を求める中で、公明党は粘り強く交渉し、22年度は商業地の約２割で10％以上の負担増となることや、コロナ禍で営業が制限されている事業者を支援する必要性を強く訴えました。今回、一定の激変緩和策が取られたことは大きな成果です。

■住宅ローン減税 中間層は恩恵受けやすく

――住宅ローン減税も見直しが行われました。

西田　住宅ローン減税を巡っては、低金利を背景に控除額が支払利息額を上回る「逆ざや」が生じ、高所得層が恩恵を受けやすいとの指摘がありました。このため、制度を25年まで４年間延長した上で、控除率を現在の１％から０・７％に引き下げ、控除期間を原則10年から13年に延長します。

毎年の控除可能な上限額は下がりますが、もともと年間の所得税などの支払額が上限額に届かず、減税の恩恵が十分に受けられなかった中間層にとっては、控除期間が延びたことにより減税総額が増えることとなりました。また、環境性能に優れた住宅の優遇措置も、公明党の提案により拡充します。

――このほかに公明党が勝ち取った成果は。

西田　航空会社が国内線で使う燃料の量に応じて負担する航空機燃料税は、軽減措置を継続することとなりました。今後、予算面での支援も検討していきます。

また、中小企業の事業を引き継いだ後継者の税負担を実質ゼロにする「法人版事業承継税制」に関しては、コロナ禍で中小企業の事業承継が遅れていることを受け、申請期限を1年間延長します。地方拠点強化税制の拡充や5Gの導入を促す税制も一部見直した上で継続します。

生活困窮者支援では、緊急小口資金などの特例貸し付けで返済が免除になる分については所得税が非課税になります。自立支援金など各種給付金についても非課税措置を設けます。

さらに、20年に公明党が提案した自動車重量税のクレジットカード納付制度も創設され、キャッシュレス化を後押しします。

中間層(年収600万円)に手厚い住宅ローン減税

(*借入額4230万円、返済期間35年、省エネ基準適合住宅を購入、借入金利0.7%と仮定して試算。税額は夫婦、16歳未満の子ども2人の場合を想定)

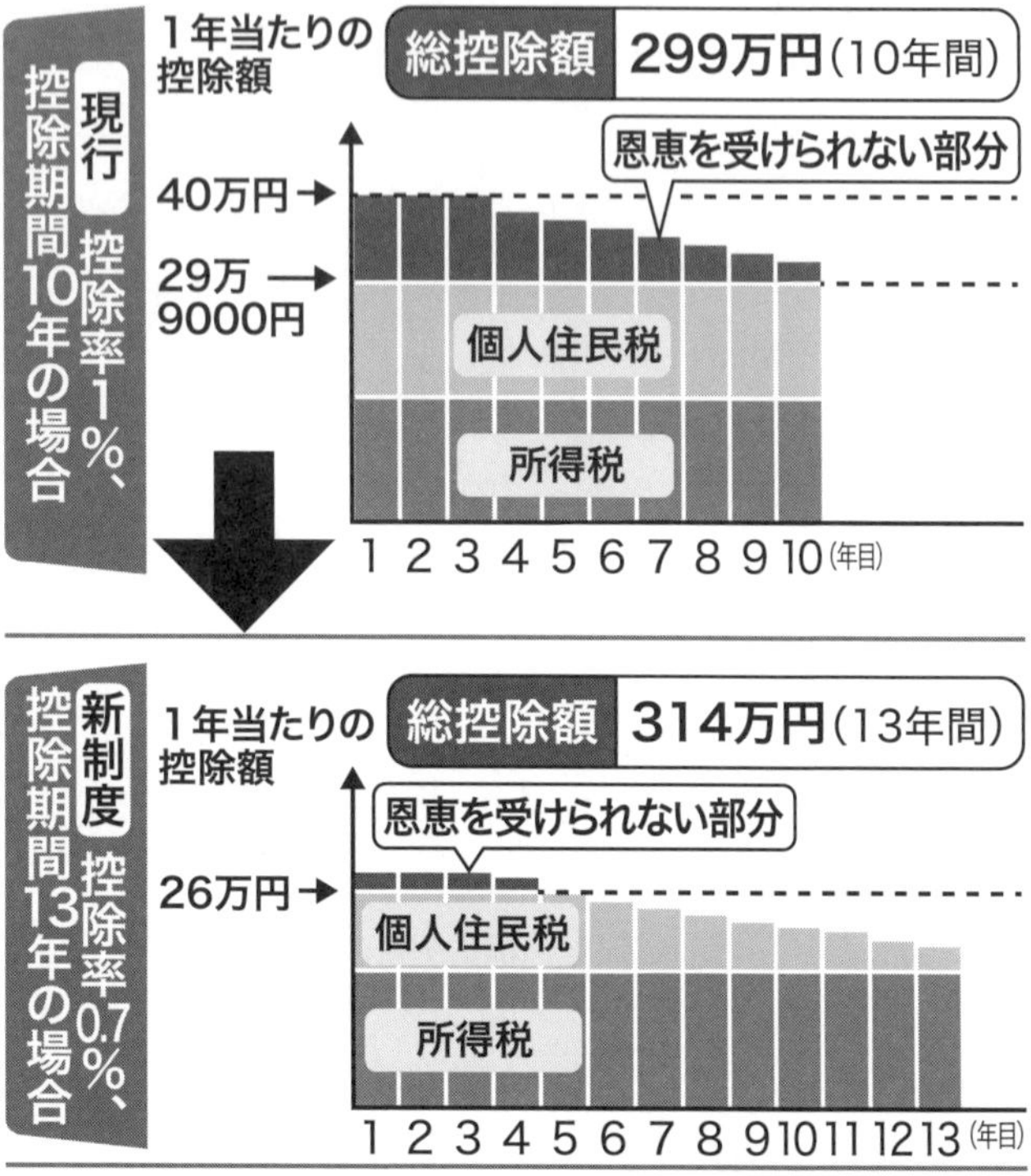

※国土交通省の資料を基に作成

４．文化芸術支援

実績物語

文化芸術へ前例なき予算

稽古や公演などを後押し

〈公明新聞２０２０年８月３日付〉

「収入がゼロになった」「役者の道を諦《あきら》めようと思う」。新型コロナウイルス感染が拡大し始めた２０２０年2月26日、政府の要請でイベント自粛が相次いだ。活動の場を失った文化芸術関係者から寄せられた悲痛な声に、公明党文化芸術振興会議議長で衆院議員の浮島智子は胸が締め付けられた。バレリーナとして、米国に活動拠点を移した頃、ビザを巡るトラブルで活動が制約され、経済的にも困窮した実体験があるだけに、一言、一言が身に染みた。

「日本の〝文化芸術の灯〟を消してはならない。人々がコロナ禍から立ち上がる力になってくれるはずだ」。浮島は、党代表の山口那津男や党幹事長の斉藤鉄夫、同会議顧問で全国議員団会議議長の太田昭宏ら

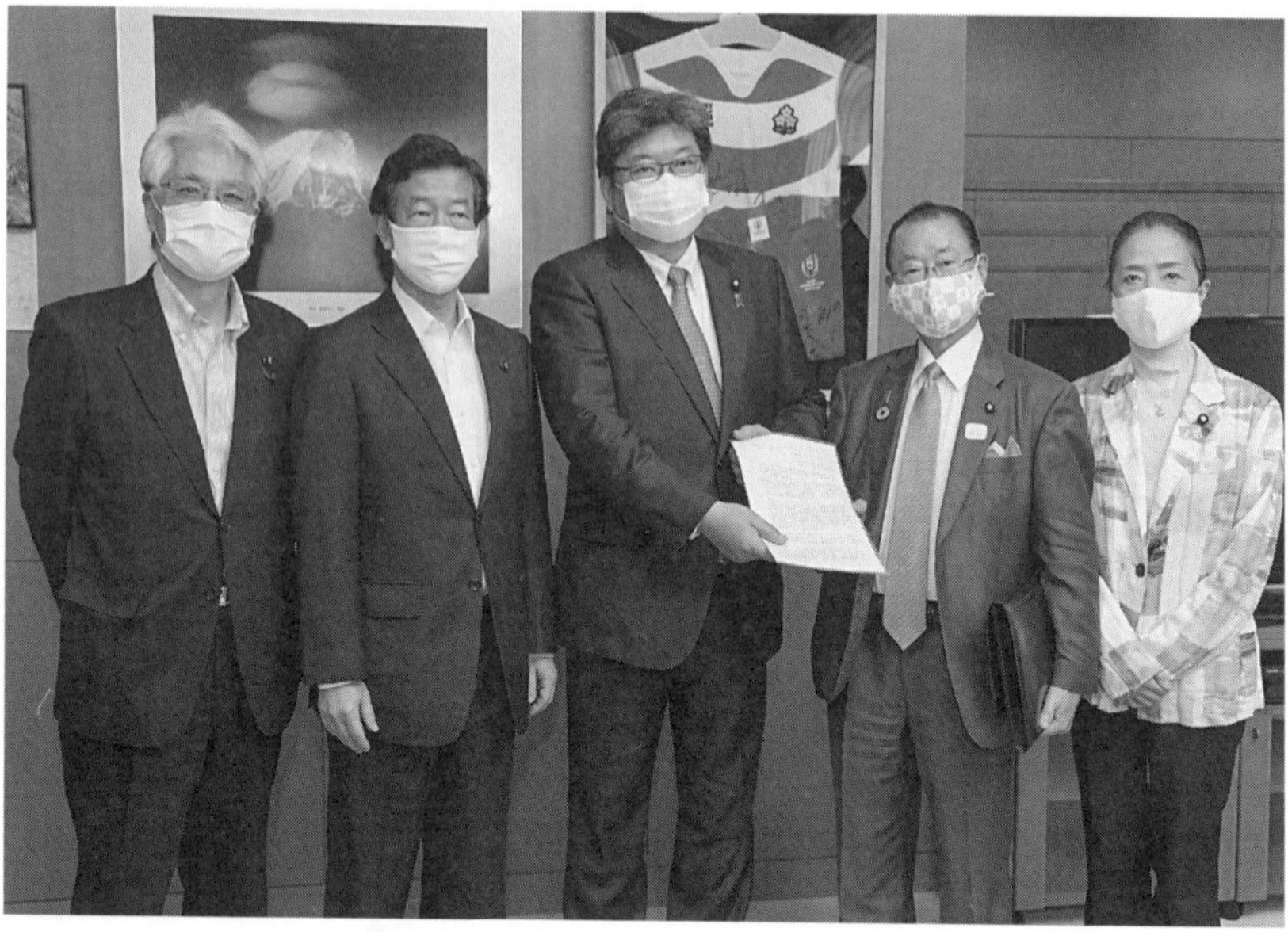

萩生田（中央）に支援策を申し入れる浮島（右端）ら＝2020年５月19日
文科省

党幹部と共に、音楽やバレエ、劇作家、ミニシアターなど各分野の関係者から〝生の声〟を聴き、支援策の方向性を探った。共通して寄せられたのが、活動継続への熱い思いだった。「公演再開に備え、何としても稽古を続けたい。でも、資金が不安だ」

＊

20年度第2次補正予算案の編成が取り沙汰され始めた5月初旬、浮島は、活動継続支援策の具体化に着手した。

団体だけでなく、従来は支援対象にならなかった個人も広く補助金の支給対象とする総額500億円規模の支援策のたたき台を作成。同会議副議長で衆院議員の富田茂之や、超党派の文化芸術振興議員連盟会長で自民党衆院議員の河村建夫らと討議した。5月19日、浮島は自身のたたき台をベースにした提言案を富田や河村らと共に、

2020年度第2次補正予算に盛り込まれた緊急支援の主な内容

個人や団体の活動費と感染予防対策費に補助金

対象：20年2月26日から21年2月28日までの活動にかかる費用

手続き：20年7月10日から12月11日までに申請した上で、活動費の領収書などを提出し、補助金を受給

支給の概要

個人向け ― 下記の2つのメニューから選択

①簡易な手続きで稽古場の確保などを支援する上限20万円の補助

②動画配信など発展的な取り組みなどを支援する上限150万円の補助

小規模団体向け

公演・制作などの費用に上限150万円補助

文部科学相の萩生田光一へ申し入れた。

萩生田は全面的な賛意を示し「文科省としても頑張りたい」と述べたが、実施を明言しなかった。無理もない。提言が求めた予算規模500億円は、毎年の文化芸術関連予算の半分にも相当し、補正予算案の要求額としては前例のない規模だったからだ。

■裏方を含む個人も対象に

浮島は、関係者の苦境を思うと決して譲れなかった。財務省幹部と会い、第2次補正予算案への計上を迫った。しかし、財務省側は事業者の事業継続に向けた「持続化給付金」などで対応できるとの認識だった。

浮島は、同給付金などの対象から漏れる

関係者が少なくないこと、裏方なども対象に含めるために５００億円規模の支援が必要なことなどを自らの体験も交えて必死に訴えた。斉藤らも政府に働き掛けた。

その結果、5月27日に閣議決定された第2次補正予算案には、稽古場の確保や公演などを支援する総額５６０億円の「文化芸術活動への緊急総合支援パッケージ」が計上され、6月12日に成立した。日本劇作家協会会長で女優の渡辺えり氏は5月30日付の本紙にコメント（別掲177ページ）を寄せ、関係者の苦労に寄り添い、その声を代弁してきた浮島の行動に謝意を表明し、こう述べた。「公明党は、日本の文化芸術が直面する窮状を理解し、粘り強く財源確保などに当たってくれた」

（敬称略）

◇

【追記】20年度2次補正予算に盛り込まれた文化芸術活動の継続支援の申請受付は20年12月11日に終了、交付決定の累計件数は7万９７１２件に上る。

切れ目なく続く文化芸術支援

コロナ禍の文化芸術支援は公明党の推進により、２０２０年度第2次補正予算に続いて、同第3次補正予算にも総額５５１億円を盛り込むことができた。３次補正の制度づくりで、公明党はアーティストや文化芸術団体と何度も意見交換。当事者が直面する問題点を直接聞き、支援制度に反映させてきた。

①団体の公演再開を促進
最大で２５００万円を補助

コロナ禍で自粛を余儀なくされた文化芸術団体の活動再開を支援するため、２０２０年度第３次補正予算では「ＡＲＴＳ　ｆｏｒ　ｔｈｅ　ｆｕｔｕｒｅ！事業」として２５０億円を確保。チケット収入を前提とした舞台や演奏会、コンサート、ライブ、展覧会などの開催、オンライン配信について、団体や施設が公演を行うために必要な活動費を最大２５００万円補助することに。団体を支援することで、団体が個人を出演者やスタッフとして契約・雇用することができ、多くの人に支援が行き渡るようになった。

21年度補正予算でも、５５６億円を積み増し、切れ目のない支援となるよう公明党が予算確保に尽力した。

②子どもに本物の鑑賞機会
18歳以下はチケット代無料

コロナ禍によって、子どもが学校内外で、文化芸術を鑑賞・体験できる機会が激減したことへの対応策も確保。18歳以下の子どもが本格的な舞台公演に触れられるよう、21年4月1日〜22年2月末までの公演を対象に、劇場や音楽堂でのオペラやバレエ、歌舞伎、能楽、演劇などを鑑賞する際のチケット代について、３万円までは全額無料となる「子供文化芸術活動支援事業」がスタートした。

対象は一般席の最高額が８０００円以上の有料公演で、劇場・音楽堂などの設置者や文化芸術団体に対し、子どものチケット代を含む公演経費を補助。21年度補正予算にも計上され、22年度も実施されることが決まっている。

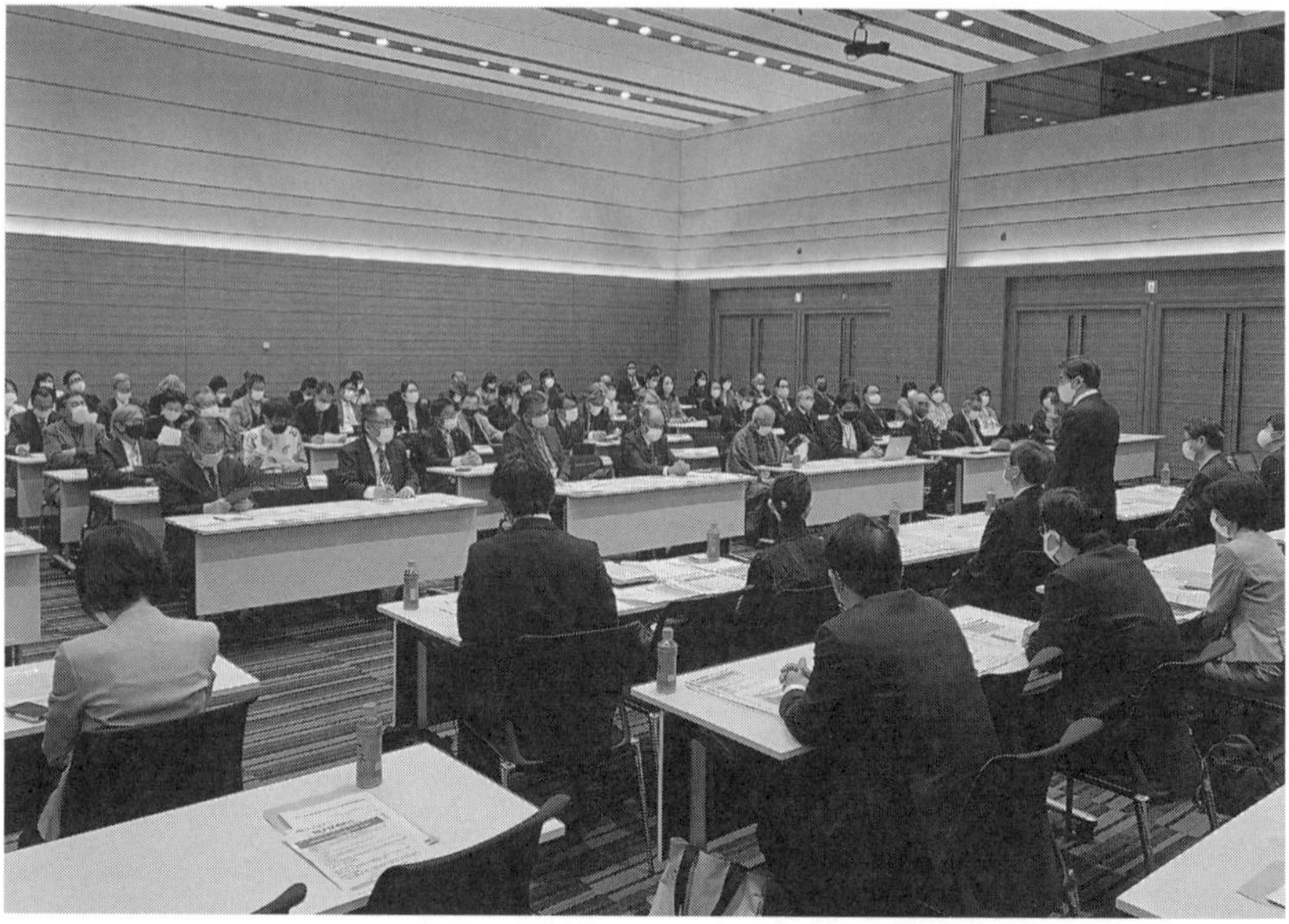

日本芸能実演家団体協議会の野村萬会長らと意見交換する党文化芸術振興会議など（手前側）＝2021年３月11日　衆院第１議員会館

③中止イベントに補助 経営者の声を届け実現

21年1月以降に発令された緊急事態宣言、まん延防止等重点措置に伴うイベント開催制限に伴い、政府は、公演などを延期・中止した主催者に対し、会場キャンセル料などの費用を、１件当たり２５００万円を上限に補助している。

補助対象となるイベントは緊急事態宣言などが発令されていた地域で、その期間中に予定されていた公演や展示会など。緊急事態宣言に伴うイベントへの影響に関し、公明党は事業者からの切実な声を受け、21年1月6日に当時の西村康稔経済再生担当相へ経営支援を申し入れるなど政府に働き掛けてきた。

識者が語る

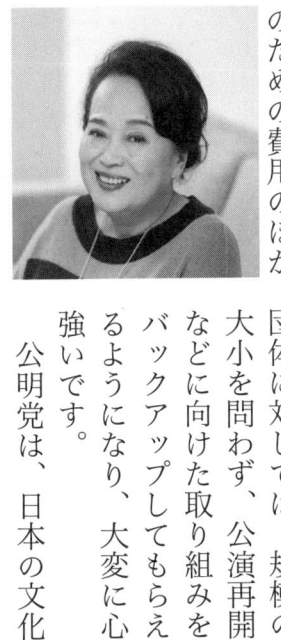

浮島氏ら公明の尽力に感謝

日本劇作家協会会長、女優　渡辺えりさん

〈公明新聞２０２０年5月30日付〉

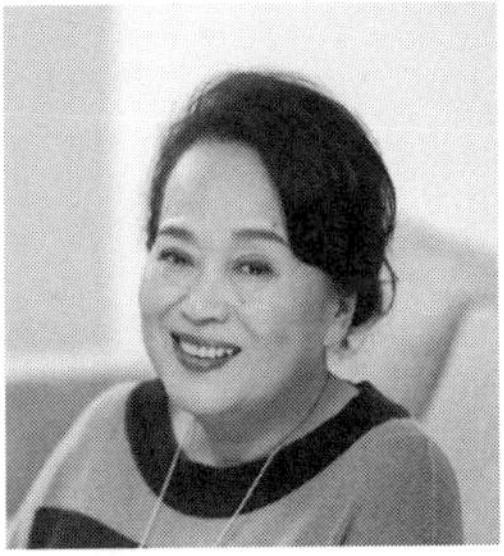

イベント自粛などの影響で、文化芸術の団体や関係者、照明、音響、美術など技術スタッフのほとんどが、大きな打撃を受けています。このままでは、活動を続けることは難しく、日本の文化芸術は大きく衰退しかねません。

そうした中、２０２０年度第２次補正予算に盛り込まれた緊急支援策では、個人の活動継続のための費用のほか、団体に対しては、規模の大小を問わず、公演再開などに向けた取り組みをバックアップしてもらえるようになり、大変に心強いです。

公明党は、日本の文化芸術が直面する窮状を理解し、粘り強く財源確保などに当たってくれました。特に、浮島智子文部科学部会長は、元バレリーナとして関係者の苦労に寄り添い、その声を代弁してくれ、大変に感謝しています。

今こそ、一人一人の心を癒《い》やし、喜びと笑いを生み出す文化芸術の役割は大きいと思います。一日も早く元気と希望を届けられるよう頑張ります！

識者が語る

未来に希望持てる支援金

ARアーティスト　**ケント・モリ氏**

〈公明新聞2020年7月19日付〉

　私は米国を拠点にAR（拡張現実）アーティストとして活動しており、日本にも音楽関係者の知人が多くいます。皆、新型コロナウイルスの影響でイベント開催の自粛を余儀なくされ、大きな打撃を受けました。「集まってはいけない」という状況や入場規制が続けば、音楽業界は衰退する一方です。

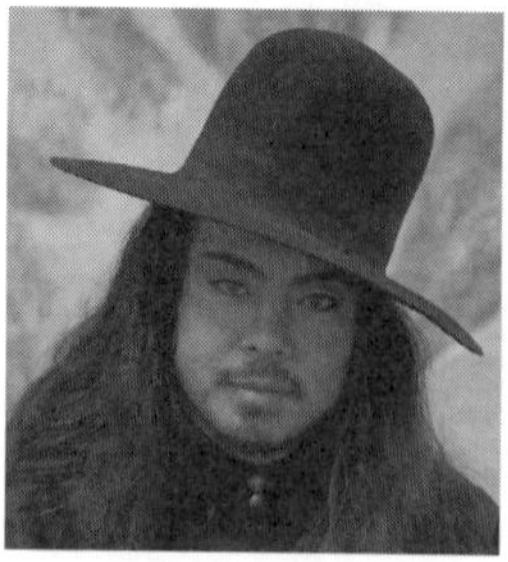

　こうした中、2020年度第2次補正予算では、文化芸術関係者や団体に対する総額560億円規模の緊急総合支援策が、公明党の要望で実現しました。何よりうれしいのは、単に窮状をしのぐだけでなく、コロナ禍でも事業を続けられる新たなビジネスモデルを築くために支援金が給付される点です。「次の未来を担う文化を創ろう」と希望を持てます。

　私自身、新妻秀規参院議員に音楽業界の窮状を伝え、新妻氏が国会で代弁してくれました。

　この支援を生かして文化芸術で人々に元気を送り、恩返ししたいです。

識者が語る

実情を理解した取り組みに感謝

緊急事態舞台芸術ネットワーク事務局長　**伊藤達哉氏**

〈公明新聞２０２１年４月18日付〉

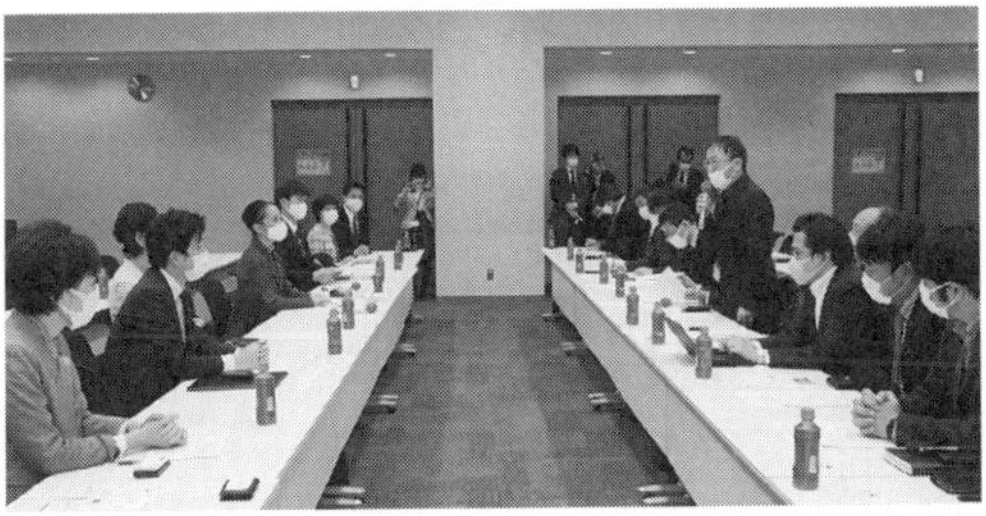

文化芸術関連団体（右側）から要請を受ける党振興会議＝2020年11月10日　衆院第２議員会館

浮島智子文部科学部会長をはじめ、公明党議員の皆さまには、業界の実情をきめ細かく把握していただき、心強く、大変感謝しています。コロナ禍を超えてさらなる文化芸術振興を図るため、連携して進んでいきたいと願っています。

２０２０年度の第２次補正予算以来、文化芸術の分野には未曽有《みぞう》の補助政策が展開されています。しかしながら、劇場やライブハウスの閉鎖など社会の中で真っ先に感染防止に協力してきたこともあり、業界全体の損失は他業界と比較しても損害率が大きいのが実態です。まだまだ現場には十分な支援が行き渡っていません。

引き続き、現場の実情や業界の慣習にご理解をいただき、実効性のある支援策を心よりお願いします。

【緊急事態舞台芸術ネットワーク】

コロナ禍で公演の中止や延期が相次いだ事態を受けて結成。緊急事態にのみ活動する舞台芸術団体のネットワーク。池田篤郎（東宝）、吉田智誉樹（劇団四季）、野田秀樹（ＮＯＤＡ・ＭＡＰ）の３氏が代表世話人を務める。

小さな声と、公明党

文化芸術支援

一歩踏み込んだ対応に感謝

〈公明新聞2021年9月17日付〉

照明、音響、大道具など、舞台公演やイベントには、裏方の働きが欠かせない。コロナ禍は、文化芸術を支える〝縁の下〟の存在にも打撃を与えた。

「仕事が失われ、技術が鈍れば業界は立ち行かない。人材も流出する危機だった」。舞台やイベントに必要な技術スタッフ事業者団体でつくる、一般社団法人「日本舞台技術スタッフ団体連合会」専務理事の寺田航《こう》さんは当時の苦境を振り返る。

公演やイベントの中止、延期が相次いだ文化芸術分野。公明党は、政府と粘り強く交渉を続ける中で、芸術家らの活動支援に当たった。

当初、支援はフリーランスに軸足を置いていた。だが、裏方は、事業者に雇用されている労働者がほとんど。現場スタッフや事業者からは「支援が届かない」「このままでは倒産する」と、切実な声が上がった。寺田さんは2021年1月、公明党の国会議員にありのままの窮状を伝えた。

4月になると、風向きが変わった。公明

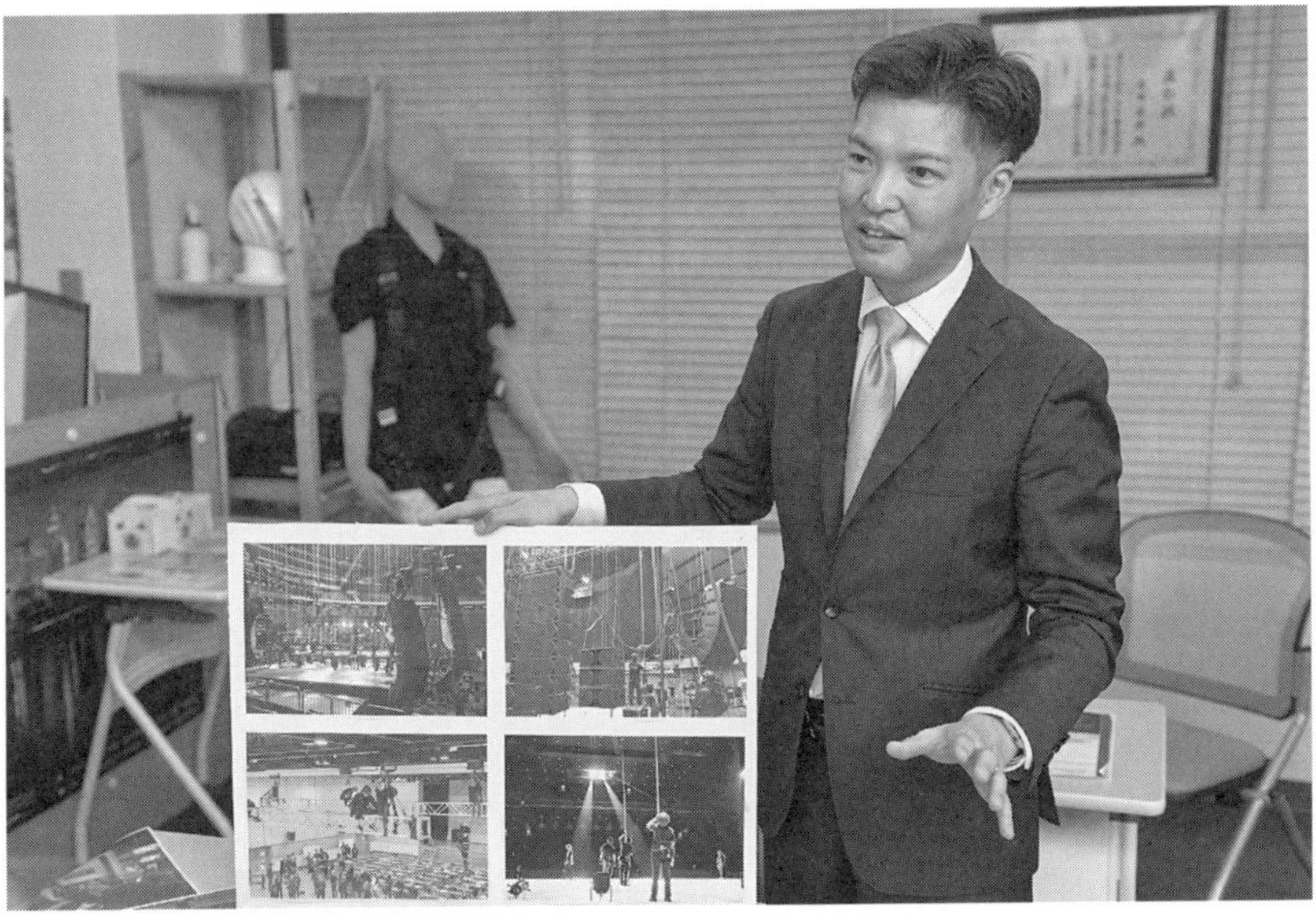

「公明党は口だけでなく、行動に移してくれる」と語る寺田さん＝2021年９月９日　東京・千代田区

が制度設計に携わり実現した文化芸術団体の活動再開への支援が公表された。チケット収入を前提とした舞台やライブ、展覧会などを開催する場合、団体や施設を対象に最大２５００万円を補助する内容だ。団体を対象にしたことで、契約・雇用する人にも確実に支援が行き届く。寺田さんは「業界の実態にかなったもの」と評価する。

「文化芸術を守るため、一歩踏み込んで取り組むのが公明党だ」と寺田さん。舞台裏で汗を流す人々と、同じ目線に立つ政党の存在を心強く思っている。

〈巻末資料〉

第13回公明党全国大会　幹事長報告（抜粋）

２０２０年9月27日

新型コロナの経緯と現状認識

新型コロナウイルスの感染はパンデミック（世界的大流行）となり、今なお世界各地で猛威を振るっています。グテレス国連事務総長が「これは経済危機、社会的危機、急速に人権上の危機になっている人類の危機」と指摘したように、コロナの世界的な流行は国際秩序や世界経済から一人一人の生活にまで大きな影響を与え、世界は第2次大戦以降、最大の試練の時を迎えています。

人類は今、時代を画する分岐点にいます。14世紀に欧州で流行したペストや20世紀のスペイン風邪――。過去の歴史を見ても、パンデミック後には大きな社会変革が起きました。今回のコロナ禍《か》を受け、世界の秩序や社会のあり方はどう変わるのか。グローバル化や国際協調の行く末はどうなるのか。日本は民主主義を強化し、感染症はじめ、さまざまな地球的問題群を乗り越えられる強靱《きょうじん》な国家を築けるのか。まさに政治のかじ取りが問われています。

■日本政府の対応

コロナの感染拡大に対し、わが国では感染症対策の専門知を生かし、主に、密閉・密集・密接の「3密」回避や外出自粛を国民に要請するとともに、医療崩壊を防ぐための徹底したクラスター対策を実施してきました。こうした政府の対応は、医療従事者らの懸命な努力と国民の協力に支えられ、結果として、欧米諸国などに比べ感染者数・死者数を少なく抑えることができ、世界保健機関（ＷＨＯ）も「成功している」と評価していますが、一連の対応がどうだったのかは、今後、検証が必要と考えます。

現在も東京、大阪をはじめ、コロナの感染状況は決して楽観できるものではありません。さらなる感染拡大に備えつつ、「新しい生活様式」を定着させながら、いかに社会活動、経済活動を軌道に乗せていくか、難しい局面が続いています。

■公明党の対応

この未曽有《みぞう》の危機に対し、〈生命・生活・生存〉を最大に尊重する人間主義、中道主義に立脚する公明党は、コロナ禍から国民を守る闘いに総力を挙げて取り組んできました。

政府に先駆けて党対策本部を設置し、専門家会議の設置をはじめ、現場の声を踏まえた対策を、30を超す提言として政府に要請し、着実に実現してきました。

中でも、全ての人に一律10万円を支給する特別定額給付金は、「社会の分断をつくらない方向に導いた。もし、一律給付という形でなかったならば、日本社会は大変な状態になっていた」（２０２０年5月6日付「公明新聞」、作家の佐藤優氏）、「日本で暮らす全ての人の命と暮らしを守る意味で非常に重要」「公明党は現場の声を届けるボトムアップ（積み上げ）型の政党として本領を発揮した」（20年4月26日付「公明新聞」、飯田泰之・明治大学准教授）などと高く評価され、大きな意義がありました。

また、全国の地方議員と連携し、中小企業やフリーランス、アルバイト学生、文化芸術に携わる方々など一人一人に寄り添う支援策を、前例にとらわれることなく進めてきました。

とはいえ、現状の支援策だけで十分とは言えません。引き続き感染状況や社会・経済への影響を注視し、必要な対応を政府に促してまいります。

このコロナ禍の中で、現在も多くの人が何かしらの〝困り事〟を抱えています。今こそ「大衆とともに」との立党精神を赤々と燃え上がらせ、この新しい時代に対応した議員活動を展開し、国民の暮らしを守り抜く闘いにまい進しようではありませんか。

同時に、「日本の柱・公明党」として、コロナを経験した後のポストコロナの時代に誰もが安心できる未来を開くため、新たな社会ビジョンの方向性を確認し、共々に決意新たに出発していきたいと思います。

コロナ禍で見えてきた課題＝日本社会

■経済・生活基盤のもろさ顕在化

コロナ禍は、内外のさまざまな課題をあぶり出しました。国民生活に目を向けると、通常時は困窮《こんきゅう》するような状態になくとも、経済・生活の基盤が脆弱《ぜいじゃく》なため、緊急事態宣言を受けて社会経済活動が広く停止・抑制され、収入が途絶もしくは大幅に減少した途端に、程なく行き詰まってしまう個人や事業者がいかに多いかが、今回、顕在化しました。

個人では、非正規雇用やフリーランスなどで働く人々の間で、こうした状況が多く見られました。事業者では、観光業や旅館業、小売業、飲食業などの中小企業・小規模事業者を中心に、わずか1カ月でも客が来なければ経営が立ち行かなくなるという〝自転車操業〟が多い実態も明らかになりました。

これらは、物価や賃金が下がり、経済が縮小していくデフレが長年にわたって続き、日本経済の足腰が弱くなっていたことの一つの表れと言えます。

結果的に、こうした事態を招いたことを真摯《しんし》に受け止め、コロナ禍の中でも日本経済が再びデフレに逆戻りすることがないよう政策を総動員し、個人や事業者の経済的な基盤を強くする取り組みを進めなければなりません。

■デジタル化の遅れ

日本の行政は業務の遂行にスピード感が不足し、必要な人にタイムリーに手を差し伸べることができない実態も明らかになりました。政府・与党が一律10万円の特別定額給付金など各種給付金の支給を決め、政府・自治体で懸命に準備を進めても、実際の給付にはかなりの時間を要しました。

その最大の背景とされるのが、行政のデジタル化の遅れです。今なお、行政手続きや医療、教育、司法など多様な場面で対面や書面を求め、紙ベースでの膨大《ぼうだい》な事務処理を余儀なくされている現状を変え、デジタル技術の活用で迅速・効率化していかなければなりません。

■感染症への備え足りず

また、医療を巡っては、欧米諸国と比べて新型コロナによる死者数を少なく抑えられている要因の一つとして、日本の国民皆保険制度の存在が挙げられます。

一方で、急速な感染拡大に直面する中で病床不足が顕著になるとともに、医師が必要と判断してもPCR検査をなかなか受けられないといった事態にも見舞われ、20年4月の緊急事態宣言発令のきっかけにもなりました。多くの医療資源や保健所などの対応能力が必要となるパンデミックに対して、わが国の備えは不十分だったと言わざるを得ません。

また、マスクや防護服などの医療資材の多くを海外に依存してきた結果、パンデミックが起こった途端に供給が滞《とどこお》ってしまいました。

■非常時の権力のあり方

コロナ禍は、非常時の権力のあり方を巡る課題も突き付けています。日本は他国と異なり、全面的な強制力を持たない緊急事態宣言で対処し、自粛要請を受けた国民の自助努力で一定の拡大抑制に成功しました。このことについて、「自分たちの将来は自分たちで決めるということを、戦後、初めて真剣に考えるきっかけになったはず」「日本の民主主義のあり方を考える良い契機となったのではないか」（20年6月10日付「公明新聞」、先崎彰容《あきなか》・日本大学教授）など、前向きに捉える指摘があります。

一方、自粛要請については、翼賛的な発想の下、国民の同調圧力を利用する手法で、行政府の力を強めることにつながる可能性があるとの指摘があります。さらに、「非常時の権力は日常の中にとどまろうとする傾向があり、民主主義を破壊しうる」（20年4月51日付「読売新聞」、社会学者の大澤真幸《まさち》氏）との懸念《けねん》も踏まえると、国民への自粛要請という手法であっても、ともすれば政治権力が恣《し》意的に利用できる余地が残る懸念は拭《ぬぐ》えません。

日本が健全な民主主義国家であり続けるため

には、情報公開を徹底して進めるとともに、非常時の対応を客観的に検証・総括していくことが求められます。感染拡大の収束後、一連の対応を冷静に検証し、次なる感染症や大規模自然災害も見据えた緊急事態時の権力のあり方について、国と地方自治体の役割分担なども含めて、落ち着いて議論を深めていくことは必要と考えています。

ただ、日本の危機管理法制は法律以下のレベルで相当綿密に書かれていることも踏まえると、こうした議論と憲法改正論議を結び付けることには、慎重であるべきと考えます。

コロナ禍で見えてきた課題＝国際社会

■グローバル化の後退と分断拡大の懸念

ヒト・モノなどの自由な往来を通じて経済効率を高めるグローバル化――。これによって、感染の世界的な急拡大、つまりパンデミックが引き起こされるという〝副作用〟が今回、出てきました。

その結果、自国での感染拡大防止に向けた水際対策として出入国を厳しく管理し、医療物資などの供給が滞る中で、それらの囲い込みを始めるといった形で、各国はグローバル化と真逆の動きを余儀なくされました。

そうした中で、国際協調を軽視し自国の利益だけを最優先する、行き過ぎた「自国中心主義」が、国によっては、国家指導者の政治権力を強化する動きとセットになって台頭している現状もあり、世界で分断が広がるのではないかと懸念されています。

ポストコロナへの対応、展望＝内政

■「新しい社会」の構築へ三つの視点

内政における最大の課題は、感染拡大予防と社会経済活動を両立させる「新しい生活様式」を定着させつつ、コロナ禍を収束させることです。さらに、21年夏の東京五輪・パラリンピックの開催に努力するとともに、後退局面に入った景気を政策総動員で下支えし、回復軌道に戻さなければなりません。

そのためにも、国民の間に漂《ただよ》う先行き不安と閉塞感《へいそくかん》を払拭《ふっしょく》する〝希望と安心の社会ビジョン〟を提示することが政党の重大な責務です。ここでは、ポストコロナの新しい社会像を構想する上で、われわれが重視すべき三つの視点を指摘しておきたい。

第1に、人間主義、中道主義の理念を基盤とした「生命尊厳の社会」です。第2に、今後も起こり得る未知のウイルス感染症や激甚化する自然災害との闘いにおいて、ダメージを最小限に抑える防御力とともに、災禍《さいか》前よりも、さらに安全で安心な地域社会と国土を再構築できるレジリエンス（復元力）を備えた「しなやかで強靭な共生社会」です。第3に、少子高齢化・人口減少が進行していく中で、社会的分断や格差拡大を抑制し、単身高齢者らを孤立させない「創造的包摂社会」です。

こうした視点から、経済再生や地方創生、社会保障のあり方など今後の内政課題にどう取り組むべきか、展望したいと思います。

■日本経済の再生

ポストコロナ時代の経済のあり方について

は、国内外から文明論的な転換の必要性を訴える声が上がっています。

例えば、フランスの経済学者ジャック・アタリ氏は「現在の経済の方向を変えて『生命を守る産業』に集中する必要がある」（20年5月10日付「産経新聞」）と指摘しています。これまで当たり前と思われてきた利益追求を最優先する価値観を転換し、人の命を守る医療や介護、環境保全などに軸足を置いた「生命尊厳の産業社会」を築いていくことが求められています。

こうした分野におけるイノベーション（技術革新）を成長の源泉としていかねばなりません。少子高齢化・人口減少、人手不足が急速に進む中で、地域の医療・介護を支えるためには、遠隔診療などＩＣＴ（情報通信技術）の活用や、ロボットやドローンといった最先端機器を生かした取り組みが不可欠です。さらに環境分野においても、洋上風力発電の普及など脱炭素社会に向けた取り組みの加速化が急務です。

グローバル化の〝副作用〟の教訓を踏まえ、これからのイノベーションは、大企業だけではなく、地域の経済・産業を支える中小企業・小規模事業者も一体となって進めることが重要です。中小・小規模事業者の中には、従来からの構造的な後継者難にコロナ禍が追い打ちとなって、廃業を検討し始めているところも少なくありません。これまで以上に経営相談などの事業承継対策を強化し、持続可能な経営基盤の整備を支援します。

全国各地、それぞれの地域の特性に合わせたイノベーションを推進するため、市区町村ごとに可能なところから「わが街の経済再生プロジェクト」の策定を提案していきたい。こうした試みを具体化させつつ、感染拡大防止と社会経済活動の両立を図り、〝危機〟に強い自立的な地域経済圏の構築をめざします。国や都道府県においては、中小・小規模事業者の収益率アップ、生産性向上に直結するICT導入、デジタル化への投資を促進させるとともに、海外展開を支援する仕組みを強化すべきです。

■一極集中の解消、地方創生を推進

先に掲げた共生と包摂を重視する地域社会をめざす上で、大都市圏と地方のバランスが重要です。東京圏（東京、埼玉、千葉、神奈川）への一極集中を是正するとともに、北海道から沖縄まで多種多様な個性を生かした地方創生を、さらに進めなければなりません。

感染症の拡大に伴い、職場以外の場所で仕事をするテレワークなどの普及が進み、地方でも東京圏でも同様に仕事ができるようになりました。東京圏への一極集中から地方分散への流れをつくり、地方創生を大きく加速させるチャンスです。

地方分散は、多様な人材が活躍できる場を広げるだけでなく、地域の生産性向上にも大きく貢献します。これを進めるには、医療や教育、福祉など基本的なサービス提供の基盤が整い、まとまりを持った〝地域の核〟が必要です。少子高齢化・人口減少の中で知恵を絞り、そうした核の形成を促進したい。その上で、サービスの供給などが単独で完結できない地域に関しては、自治体同士、地域共同体同士で補い合う多核連携型の国づくりを進めていきます。

行政の効率化や企業の生産性向上につながるデジタル化は、地方創生の大きな〝武器〟になります。デジタル化への集中投資と環境整備を積極的に進め、その恩恵を享受できる「新たな日常」を広げ、定着させていきます。その際に社会の分断、格差を生むことがないよう、「誰一人取り残さないデジタル化」社会を築くという観点が重要です。国民一人一人に最低限度のＩＣＴを活用できる環境を保障する「デジタルミニマム」を基本理念とし、デジタルデバイド（情報格差）が生じないように検討を進めます。

■「ベーシック・サービス」論を検討

公明党は結党以来、全民衆の最大幸福をめざす「大衆福祉」の旗を掲げてきました。社会保障制度の安定と充実に向けた12年の「社会保障と税の一体改革」では、公明党が主導して民主、自民との3党合意を実現。これをスタートラインにして、従来の年金、医療、介護に教育無償化など子育て支援を加え、老若男女、誰もが安心して暮らせる画期的な全世代型社会保障へと踏み出しました。

25年以降、団塊の世代全員が75歳以上となり、医療・介護ニーズの急増が予想される一方、社会保障の支え手の減少にも直結する少子化も危機的状況にあります。さらに今回のコロナ禍では、生活保護の申請が急増するとともに、多くの世帯が生活に困窮していることが判明。低所得層だけでなく中間層も含む全ての人を受益者とし、社会に「分断」をもたらさないようにする新たなセーフティーネット（安全網）の整備を求める声が高まっています。

具体策の一つとして注目されているのが、全世代型社会保障の考え方をさらに推し進めた「ベーシック・サービス」論です。これは、医療や介護、育児、教育、障がい者福祉、住まいなど人間が生きていく上で不可欠な基本的サービスを無償化し、「弱者を助ける制度」から「弱者を生まない社会」へと福祉の裾野を大きく広げるものです。ベーシック・サービスに似た手法として、全ての個人に一定額の現金を継続的に給付するベーシック・インカムがありますが、給付の中身がサービスと現金では、決定的に異なります。

公明党はこれまで、全ての消費者の痛税感を緩和する軽減税率の実施、さらに教育無償化や未婚のひとり親への支援など、経済的、社会的理由による分断や格差を生み出さないように、〝防波堤〟として社会の安定を担う役割を果たしてきました。

誰も置き去りにしない包摂社会を築くためには、従来の枠組みにとらわれず思い切った発想で改革を推進していかねばなりません。三つの視点に言及した中で、包摂社会に「創造的」と冠したのは、不断の改革を断行するという意味を込めたものです。こうした観点からポストコロナ時代における新たなセーフティーネットを構築するため、ベーシック・サービス論を本格的に検討する場を党内に設け、給付と負担の両面から積極的に議論を行っていきたい。

■国家戦略として医療体制を抜本強化

社会保障制度の中でも、医療に関しては、国民の生命と健康を守る安全保障、すなわち「医療安全保障」と捉えるべきです。

例えば、マスクや防護服など感染症対策に不可欠な医療資材は、いざという時に国内で全て賄《まかな》えるようにしなければなりません。こうした危機管理の観点も含め、医療提供体制の不備を洗い出し、国家戦略として抜本的な強化をめざします。

とりわけコロナ禍で脆弱性が浮き彫りになった感染症医療の基盤強化と、公衆衛生の最前線に立つ保健所の体制強化は喫緊の課題です。また、感染収束のカギを握る治療薬やワクチンについては、海外の幅広い先行開発品の確保に全力を挙げる一方、政府が製薬会社や研究機関を強力に後押しし、産学官が一体となったオールジャパン体制で知見を集結させ、開発・生産に取り組むべきです。

ポストコロナへの対応、展望＝外交・安保

■国際協調へ日本がイニシアチブを

人類の歴史は感染症との闘いの歴史でもあり、新型コロナの収束後も人類が新たな感染症に見舞われる可能性は否定できません。ましてグローバル化が進んだ現代では、1カ国でも感染症の封じ込めに失敗すれば感染拡大が収束することはありません。

今こそ、人類の英知を結集し、感染症に強い国際社会を構築する必要があります。感染症だけでなく、気候変動や核軍縮など地球的問題群の解決には国際社会の連帯が不可欠です。米国のWHO脱退の動きなどにみられるように国際社会が「自国中心主義」の荒波にさらされる中にあって、日本が国際世論の醸成をリードし、国連機関の機能強化など多国間協調の深化へイニシアチブ（主体性）を発揮すべきです。

「地球民族主義」を掲げ、「平和の党」を自負する公明党は、多元的な価値観と対話を重視する国際協調体制を強化しなければならないと考えます。中国や韓国など世界各国と信頼関係を結んできた政党外交に一段と注力し、与党として政府を動かしていく決意です。

過去20年以上にわたり、日本が国際社会の取り組みを主導してきたのが、あらゆる恐怖や欠乏から個人を守るための「人間の安全保障」です。公明党はいち早く「人間の安全保障」を主張し、政府も外交の柱としてさまざまな施策を展開しています。

この理念を具現化したのが、30年までに「誰

一人取り残さない」社会の実現をめざす国連の持続可能な開発目標（ＳＤＧｓ）です。公明党は30年の目標達成に向けて、ＳＤＧｓ「行動の10年」の取り組みをリードしていきます。

■感染症対策で医療支援を強化

さまざまな分野で日本の強みを生かし、国際貢献につなげていく取り組みも重要です。

一つは、新型コロナのワクチンや治療薬の開発に総力を挙げ、全ての感染国に迅速に普及させることです。抗ＨＩＶ薬の途上国での普及に貢献した「特許権プール」のように、医薬品の特許権を第三者が安く利用できるようにする仕組みの構築を日本がリードすべきです。

また、途上国のオーナーシップ（自主性・自律性）を重視する日本の手法は相手国から評価されており、コロナ対策についても、こうした方針のもと途上国支援に取り組むべきです。

発展途上国の子どもたちへの予防接種を推進する「Ｇａ《ガ》ｖｉ《ビ》ワクチンアライアンス」に対する支援の継続・強化も進めていきます。

党勢拡大に向けて

■新しい時代に対応し人のつながり・絆を再構築する活動を

いかなる時代にあっても、公明党は「大衆とともに」との不変の立党精神を掲げ、地域を照らす〝希望の灯〟〝庶民を守る柱〟です。ポストコロナという新しい時代を迎えるに当たって、私たちがまず取り組まなくてはならない課題は人や地域のつながり・絆の再構築です。感染防止のため人と人とが接触を控えたことによって、人同士、または人とコミュニティーのつながりが弱まりつつあります。暮らしの基盤である地域社会で、人がますます孤立し、疲弊《ひへい》していくとの懸念さえ指摘されています。こうした流れに歯止めをかけ、地域に活力を取り戻さなければなりません。

政治の礎《いしずえ》になければならないのは、国民からの信頼です。「会って対話するといった接触型の重要性は忘れないでほしい。これ以上に有権者からの信頼を得られる方法は見当たらない」（20年8月24日付「公明新聞」、中北浩爾《こうじ》・一橋大学教授）との指摘のように、地域で信頼関係を築いていくには、直接、人に会って声を聴き、議員の人柄や考えを理解していただく以外にありません。

公明党のネットワークの力は、地域や一人一人との「絆」の強さです。困っている人がいれば、すぐに飛んで行き、議員と党員、支持者は地域住民と〝信頼〟という強い絆で結ばれています。公明党には、結党以来、積み重ねてきた、その信頼の基盤と実績があります。今こそ、全議員が「大衆とともに」との立党精神を胸に地域に飛び込み、住民一人一人を励まし、切実な声に耳を傾ける「1対1の対話運動」に徹していこうではありませんか。

ただ、コロナ禍にあって、対面による十分な対話が難しいという新しい状況の中で「運動」を進めるには工夫が必要です。そこで、それを補完する意味で、近年取り組みを強化してきた情報通信技術の活用を積極的に進めていきたい。特にＳＮＳ（会員制交流サイト）、オンライン通話の利活用は、議員の発信力を高めるだけでなく、コミュニケーションの機会を増やす上で有益な手段と言えます。このほか、電話や広報紙など、あらゆる方法を駆使して、コロナ禍から国民の暮らしを守り、信頼を勝ち得ていく公明党議員の闘いを展開していきたい。

2020年	主な出来事
1月9日	中国湖北省武漢市で多発している肺炎に関して中国国営中央テレビが、複数の患者から新型のコロナウイルスが検出されたと報じる
1月14日	世界保健機関（WHO）、新型のコロナウイルスが検出されたと認定
1月15日	日本国内で新型コロナ感染者を初確認
1月16日	山口那津男代表が記者会見で、感染ルートの早期解明や水際対策の強化を主張
1月23日	武漢市で都市封鎖が実施される
1月27日	公明、新型コロナウイルス関連肺炎対策本部を設置（2月5日に新型コロナウイルス感染症対策本部へ名称変更）
1月28日	湖北省から在留邦人らを退避させる政府チャーター機が武漢に向けて羽田を出発。2月17日まで計5便が運航し828人が退避。公明の推進で▽運賃は政府が負担▽往路で手袋や防護服などの支援物資を輸送――などが実現
1月30日	政府、新型コロナ感染症対策本部を設置
	WHO、新型コロナ感染症が「国際的に懸念される公衆衛生上の緊急事態」に当たると宣言
2月1日	新型コロナ感染症を「指定感染症」とする政令が施行
2月3日	感染者の乗船が判明したクルーズ船「ダイヤモンド・プリンセス」が、横浜港沖に停泊
2月6日	公明、安倍晋三首相に緊急提言。地方の検査・治療体制整備支援やマスク・消毒液不足への対応、観光業者に対する支援などを要請
2月13日	政府が緊急対応策を決定。帰国者・接触者外来の各都道府県への設置や中小企業支援、雇用調整助成金の要件緩和などが柱
2月14日	党コロナ対策本部での斉藤鉄夫幹事長の提言を受け、政府が専門家会議を設置
2月25日	政府、感染症対策の基本方針を決定。これを受け、厚生労働省がクラスター対策班を設置
2月26日	政府、大規模イベントの自粛を要請
2月27日	首相、全国の小中学校・高校などに3月2日からの臨時休校を呼び掛け
3月1日	公明、官房長官に第2次緊急提言。政府の体制強化や検査の拡充などを要請
	ダイヤモンド・プリンセスの乗客・乗員全員の下船が完了。乗客らの待機中、関係者から公明に支援を求める声が寄せられ、公明が政府に対応を要請
3月2日	臨時休校が開始。厚労省、休校により休業した保護者の給料を支払った企業への助成制度を創設すると発表。フリーランスへの支援金も実現し、いずれも18日から申請受け付け開始
3月4日	公明、官房長官に第3次緊急提言。旅館業・飲食店の資金繰り支援などの経済対策を要請
3月6日	PCR検査の保険適用開始

3月9日	公明議員、参院予算委員会で抗ウイルス薬・レムデシビルの活用を提案
3月10日	政府が緊急対応策第2弾を決定。資金繰り支援、雇用調整助成金特例の対象拡大などが柱
3月11日	WHO、新型コロナ感染症について「パンデミック（世界的流行）とみなせる」と表明
3月13日	新型コロナ感染症による緊急事態宣言を可能にする改正新型インフルエンザ等対策特別措置法が成立
3月17日	政府系金融機関で実質無利子・無担保融資の取り扱い開始
3月25日	生活福祉資金（緊急小口資金と総合支援資金）の特例貸し付け、申請受け付け始まる
3月27日	20年度予算が成立
3月30日	1年延期となった東京五輪の新日程が決まる
3月31日	公明、緊急経済対策の策定に向けて首相に提言。収入減の人への10万円給付などを要望
4月1日	首相、全世帯への布マスク配布を表明
4月3日	公明、厚労副大臣と会い、感染爆発阻止と医療崩壊防止に向けた提言を申し入れ
4月6日	山口代表が党コロナ対策本部で、軽症・無症状者のホテルなどでの療養でパルスオキシメーターを活用するよう政府に要請。厚労省が7日に活用の方針を示す
4月7日	初の緊急事態宣言（東京、大阪など7都府県）緊急経済対策が閣議決定。減収世帯への30万円給付などが盛り込まれる
4月9日	公明、住居喪失者への一時住宅の確保などを厚労相に緊急提言
	公明、各種支援策の円滑実施に向けて七つの分野別チームを設置（後に10チームに）
4月15日	山口代表、全ての人への一律10万円給付を首相に直談判。16日に首相が実施の意向を表明
4月16日	緊急事態宣言対象地域が全都道府県に拡大
4月20日	新たな緊急経済対策と補正予算案が閣議決定
	公明、学生への支援強化を文部科学相に要請
	住居確保給付金、離職・廃業以外の収入減も支給対象に
4月27日	国会議員の歳費を5月から21年4月末まで2割削減する改正国会議員歳費法が成立
4月30日	20年度第1次補正予算が成立。一律10万円給付、持続化給付金、地方創生臨時交付金、子育て世帯臨時特別給付金などが実現
5月1日	公明、感染爆発阻止と医療崩壊防止に向けた第2次提言を厚労相に申し入れ
	持続化給付金の申請受け付け始まる
5月7日	公明、介護・障がい福祉分野の新型コロナ対策を厚労相に提言。特別手当支給などを要望
	国内初の新型コロナ治療薬として、レムデシビルが特例承認

←第1波ピーク→

※網掛け部分は緊急事態宣言の発令期間

5月8日　与党、事業者への家賃支援を首相に提言
公明、困窮する大学生などへの10万円給付を文科相に緊急提言
公明、厚労副大臣と会い、学生・若者世代への就職・求職活動支援などを緊急要望

5月13日　抗原検査キットが薬事承認され保険適用に

5月15日　厚労省、無症状の患者も医師の判断でＰＣＲ検査を保険診療で行えるとの事務連絡を発出

5月19日　学生支援緊急給付金の創設が閣議決定
与党、実演芸術家らへの活動費支援などを文科相に緊急要望

5月20日　公明、雇用調整助成金の拡充や、休業手当が支払われない労働者の救済を厚労相に提言
公明、外務副大臣と会い、一時帰国中のＪＩＣＡ海外協力隊員への支援を要望
公明、家賃負担軽減など企業の事業継続支援を経済再生担当相に提言

5月21日　公明、コロナ禍の影響を受けたＮＰＯへの事業継続支援を1億総活躍担当相に緊急要請
公明、スマートフォンでの行政手続きなどの青年政策を官房長官に緊急提言

5月22日　公明、20年度第2次補正予算の編成に向けた提言を官房長官に申し入れ

5月25日　与党、困窮するひとり親世帯に臨時特別給付金を早期に支給するよう厚労相に緊急提言
緊急事態宣言が全面解除

5月26日　公明、農林漁業者支援を農林水産相に提言

5月27日　公明、外務副大臣と会い、国際団体「Ｇａｖｉワクチンアライアンス」に対する日本からの拠出金の確保を要望
公明、フードバンク支援に関する消費者担当相宛ての要望を消費者庁長官に申し入れ

5月28日　公明、新型コロナ感染症ワクチン・治療薬開発推進プロジェクトチームを設置

6月1日　公明、子どもの学びの確保に対する支援を首相に提言。2日には文科相にも申し入れ

6月2日　厚労省、唾液を用いたＰＣＲ検査を認める

6月12日　20年度第2次補正予算が成立。事業者への家賃支援、医療・介護・障がい福祉サービス従事者らへの慰労金、文化芸術活動支援、低所得のひとり親世帯に対する臨時特別給付金、地方創生臨時交付金の増額などが実現

6月19日　公明、性別に着目したコロナ禍の影響の調査などを女性活躍担当相に提言
厚労省、スマートフォン向け接触確認アプリ「ＣＯＣＯＡ（ココア）」の運用を開始

6月29日　持続化給付金の対象に加わったフリーランスや20年創業の企業の申請受け付け始まる

6月30日　公明、骨太の方針を巡り首相に提言。行政・医療・教育分野のデジタル化などを要望

7月2日　公明、コロナ禍を踏まえた防災対策や文化芸術関係予算の拡充を官房長官に提言

7月3日　政府、専門家会議から発展的に移行した組織として「分科会」を設置

7月8日　公明、経済産業大臣政務官と会い、寄付金が減ったNPO法人も持続化給付金の対象とするよう要請。9月29日に手続きが始まる

7月10日　休業支援金の申請受け付け始まる

文化芸術活動の継続を支える補助金の申請受け付け始まる

7月14日　事業者向け家賃支援給付金の申請受け付け始まる

7月16日　公明議員、参院予算委で海外ワクチン確保を訴え、政府が予備費活用の方針を初めて表明

7月17日　公明、持続化給付金の対象拡大に伴う個人事業主への丁寧な対応などを経産相に緊急要望

7月20日　公明、ワクチン・治療薬確保へ厚労相に緊急提言。海外企業との交渉などを急ぐよう要請

7月22日　観光支援策「Go Toトラベル」キャンペーン開始（東京都発着旅行は適用除外）

7月29日　空港検疫で、唾液による抗原定量検査を導入

7月31日　厚労省、米製薬大手ファイザーとワクチンの供給について基本合意したと発表

公明、雇用調整助成金の特例や休業支援金について、対象期間延長などを厚労相に要請

第2波ピーク→

8月7日　厚労省、英製薬大手アストラゼネカとワクチンの供給について基本合意したと発表

8月11日　公明、奨学金返還「肩代わり」の拡大や家賃補助制度創設などの青年政策を首相に提言

8月18日　公明、厚労副大臣と財務副大臣に会い、ワクチン調達の国際枠組み「COVAXファシリティー」への参加などを提言

9月2日　公明、住まいの確保を巡って厚労相に提言

公明、医療機関へのさらなる支援を財務相と厚労相に緊急提言

9月8日　ワクチン確保へ6714億円の予備費支出が閣議決定

9月10日　公明、国費でのワクチン接種を厚労相に提言

公明、文化芸術活動の継続支援事業の早期執行を文科相に要望

9月11日　公明、厚労副大臣と文科大臣政務官に会い、うつ対策の充実に向けた提言を申し入れ

9月15日　政府、COVAXに正式参加。予備費から拠出金172億円を支出することを閣議決定

9月16日　菅義偉内閣が発足

9月27日　第13回党全国大会。石井啓一幹事長、竹内譲政務調査会長が就任

10月1日　Go Toトラベル、東京都発着旅行を追加

10月9日　公明、コロナ禍による女性の減収・失業への対策などを首相と男女共同参画担当相に提言

←

10月27日 公明、感染防止と社会・経済活動の両立に向けた今後の支援策を首相に提言

10月29日 厚労省、ワクチン供給で米モデルナと契約

11月19日 公明、厚労副大臣と文科大臣政務官に会い、自殺防止対策に関する緊急提言を申し入れ

11月24日 公明、20年度第3次補正予算編成に向けて首相に提言。雇用対策、困窮者支援などを要請

12月2日 接種費用の無料化や健康被害が生じた場合の救済などを柱とする改正予防接種法が成立

12月4日 公明、文化芸術団体の活動支援などに関する決議を官房長官に申し入れ

12月10日 21年度の与党税制改正大綱が決定。固定資産税の据え置きなどが盛り込まれる

12月16日 公明、特例貸し付けの返済について、きめ細かい配慮などを厚労相に緊急提言

12月28日 Ｇｏ Ｔｏトラベル、全国で停止

2021年

1月6日 公明、緊急事態宣言再発令の方針を受けて時短協力金の拡充などを経済再生担当相に要請

1月7日 公明、新型コロナ対策の実効性を確保するための法改正に向けて官房長官に申し入れ

1月8日 第2回緊急事態宣言（東京、神奈川など4都県。全面解除までに計11都府県が対象に）

1月15日 公明、感染拡大防止に向けた若者の行動変容について経済再生担当相に緊急要請

←第3波ピーク→

1月20日 公明、ワクチン接種対策本部を設置

1月21日 公明、生活困窮者支援を官房長官に緊急提言。22日公表の政府の経済支援策に反映

1月28日 20年度第3次補正予算が成立。緊急包括支援交付金増額や各種支援策の延長などが実現

1月29日 公明、感染拡大地域の実情に応じた地方創生臨時交付金の配分などを官房長官に要望

公明、子ども食堂などの運営団体の負担軽減措置を農水相に要望

2月1日 公明、雇用・生活困窮・中小企業への支援について官房長官に緊急提言

2月3日 改正新型インフル特措法などが成立。まん延防止等重点措置の創設や、営業時間短縮要請の実効性確保に向けた罰則の新設などが柱

2月10日 公明、大企業の非正規労働者に対する休業支援金の支給対象時期拡大などを厚労相に提言

2月12日 公明、全国的な接種体制の整備に向けて自治体への財政支援などを首相に緊急提言

2月13日 新型コロナ感染症の法的位置付けが「新型インフルエンザ等感染症」に変更

2月14日 ファイザー製ワクチンが特例承認（16歳以上）

2月17日 国内で医療従事者への先行接種が始まる

2月28日 公明、接種対策本部の全国会議を開催。全国自治体に対して接種体制に関する意向調査を実施することに（3月7日まで）

3月4日	公明議員、参院予算委で「生理の貧困」問題を取り上げ、生理用品の無償配布などを要請
3月8日	飲食店取引先などへの一時支援金の申請受け付け始まる
3月12日	公明、自治体意向調査の結果を発表。全国市区町村の74％（1287自治体）が回答し、91％が情報不足を訴えている実態などが判明
3月15日	公明、低所得の子育て世帯への給付金などを首相に緊急提言。16日に政府が支援策を決定
3月21日	緊急事態宣言が全面解除
3月26日	21年度予算が成立。予備費5兆円など計上
	事業再構築補助金の公募が開始
4月5日	初のまん延防止措置（宮城、大阪、兵庫の3府県。全面解除までに計33都道府県に適用）
4月12日	高齢者への優先接種が始まる
4月22日	公明、緊急事態宣言・まん延防止措置の影響を受ける事業者への支援を官房長官に要望
4月23日	国会議員の歳費を5月から10月末まで2割削減する改正国会議員歳費法が成立
4月25日	第3回緊急事態宣言（東京、大阪など4都府県。全面解除までに計21都道府県が対象に）
4月28日	公明、国産ワクチンの早期開発に向けて首相に緊急要望。30日には厚労相にも申し入れ
5月7日	首相、1日100万回の接種を目標に掲げる

5月10日	山口代表、Gaviの事務局長らと会談
5月13日	公明、ワクチンの円滑接種へ首相に緊急提言
5月15日	公明、接種対策本部の第2回全国会議を開催
5月19日	公明、奨学金の返還支援などを文科相に提言
5月21日	公明、社会的孤立防止対策を首相と孤独・孤立担当相に提言
	モデルナ製（18歳以上）、アストラゼネカ製（接種は当面見送り）のワクチンが特例承認
5月24日	東京と大阪で自衛隊運営の大規模接種が開始
5月27日	公明、特例貸し付けの限度額に達した困窮世帯への特例的な支援金の給付などを官房長官に緊急提言。28日に首相が実施を表明
5月28日	公明、途上国支援に向けてCOVAXへの追加拠出を官房長官に緊急提言
	公明、コロナ禍の影響を受けた非正規労働の女性への支援などを女性活躍担当相に提言
5月31日	公明、骨太の方針を巡り首相に提言。国産ワクチンの早期実用化などを求める
	WHO、変異株の呼称にギリシャ文字を使用
6月1日	ワクチン開発・生産体制強化戦略が閣議決定
	ファイザー製ワクチン、12～15歳も対象に
6月2日	日本政府とGaviの共催で開かれたCOVAXワクチン・サミットで、首相が8億ドル《ドル》の追加拠出を表明

←第4波ピーク

6月9日	ビル・ゲイツ氏が山口代表に、途上国へのワクチン供給支援推進に対する感謝状を送付
6月15日	新型コロナ感染者らの郵便投票特例法が成立
6月16日	月次支援金の申請受け付け始まる
6月21日	職域接種が本格的に始まる
6月23日	公明、ボイス・アクション２０２１を基に作成した青年政策を首相に提言
6月24日	政府、6月9日と15〜17日に1日当たりの接種回数が１００万回を超えたと発表
7月4日	公明、東京都議選で23人全員当選
7月13日	公明、最低賃金の引き上げに伴う中小企業への支援などを官房長官に緊急提言
7月19日	抗体カクテル療法が特例承認（入院患者に使用）
7月23日	東京五輪、無観客で開幕（8月8日まで）
7月26日	ワクチン接種証明書の申請受け付け始まる
7月29日	公明、木材価格の高騰で官房長官に緊急要望
8月3日	アストラゼネカ製ワクチン、接種対象を原則40歳以上として公的接種に追加される モデルナ製ワクチン、12〜17歳も対象に
8月4日	公明、困窮者支援策の継続を官房長官に提言
8月20日	公明、自宅療養者の急増を受けた医療提供体制の早急な構築を官房長官に緊急要請
8月23日	厚労省、妊婦らへの優先接種について自治体に配慮を求める
8月24日	東京パラリンピック、無観客で開幕（9月5日まで）
8月25日	抗体カクテル療法が外来でも可能に。その後、往診や無床診療所での使用も認められる 厚労省が都道府県に対し、市町村と連携して自宅療養者への生活支援を行うよう要請
8月27日	公明、臨時医療施設の増設や病床の確保、3回目接種の無料化などを官房長官に緊急要請
9月24日	公明、ワクチンを打てない人の検査無料化や、飲み薬の迅速な確保などを官房長官に要望
9月30日	緊急事態宣言・まん延防止措置が全面解除
10月4日	岸田文雄内閣が発足
10月12日	衆院本会議で石井幹事長の質問を受け、首相が3回目接種の「全額公費負担」を表明
10月22日	医薬品医療機器総合機構（ＰＭＤＡ）、新型コロナワクチン最終治験の要件を見直し
10月31日	公明、衆院選で公示前から3増の32人当選
11月5日	抗体カクテル療法で使う治療薬の発症予防目的での使用が特例承認
11月8日	公明、新たな経済対策の策定に向けて官房長官に提言。高校3年生までの子どもへの1人当たり10万円相当の支援などを要望
11月10日	第2次岸田内閣が発足 米製薬大手メルク、飲み薬モルヌピラビルの供給について日本政府と合意したと発表

第5波ピーク

11月11日	ファイザー製ワクチンの18歳以上への3回目接種が特例承認
11月12日	政府、感染〝第6波〟に備えた対策の全体像を決定。医療提供体制の強化などが柱
11月16日	官房長官、日本の2回接種率が75％を超えて先進7カ国（G7）で最も高くなったと表明
11月19日	新たな経済対策が閣議決定。3回目接種の無料化や、18歳以下（高校3年生まで）への1人10万円相当の給付などが盛り込まれる
	政府、基本的対処方針を抜本改定。「ワクチン・検査パッケージ」を用いた行動制限緩和や、感染状況の新たな指標などを盛り込む
11月24日	厚労省、ネーザルハイフローで使う機器を配備する際に国の交付金を活用できると明確化
11月25日	公明、給付金等執行推進本部を設置
11月26日	WHO、南アフリカなどで確認された新たな変異株を「オミクロン株」と命名
11月30日	政府、外国人の新規入国を原則停止
	オミクロン株、国内で初確認
12月1日	ワクチンの3回目接種が始まる
12月10日	22年度の与党税制改正大綱が決定。賃上げ促進税制の強化、商業地の固定資産税の負担軽減継続などが盛り込まれる
12月16日	モデルナ製ワクチンの18歳以上への3回目接種が特例承認
12月17日	首相、医療従事者と高齢者の約3100万人を対象に3回目接種を前倒しすると表明
	21年度補正予算が成立。経済対策などを反映
12月20日	国会議員の歳費を22年1月から7月末まで2割削減する改正国会議員歳費法が成立
	政府の接種証明書アプリが運用開始
12月24日	新型コロナ治療薬では国内初の飲み薬となるモルヌピラビルが特例承認
	公明、沖縄米軍基地内の感染拡大を受け、米兵らのPCR検査徹底などを官房長官に要請
12月28日	政府、孤独・孤立対策の重点計画を決定
2022年	
1月9日	広島、山口、沖縄の3県にまん延防止措置（3月4日までに計36都道府県に適用）
1月11日	首相、一般向け3回目接種の前倒しや水際対策の維持などのオミクロン株対策を表明
1月12日	公明、オミクロン株の特性に合った対応や3回目接種の迅速化などを首相に緊急提言
1月21日	5～11歳用ファイザー製ワクチンが特例承認
1月26日	山口代表とビル・ゲイツ氏がオンラインで会談。新型コロナ対策や全世界での保健衛生向上などを巡って意見を交わす
1月31日	事業復活支援金の申請受け付け始まる
2月8日	公明、3回目接種の加速化や国産ワクチン・飲み薬確保の早期実施を首相に緊急要請

公明ブックレット㉞

コロナ禍に挑む公明党の闘い

発行　公明党機関紙委員会

東京都新宿区南元町１８番地
2022年4月2日発行
定価440円（本体400円＋税10%）